医学营养学临床实践

YIXUE YINGYANGXUE LINCHUANG SHIJIAN

主编 王 芸 周小戈 陈福群

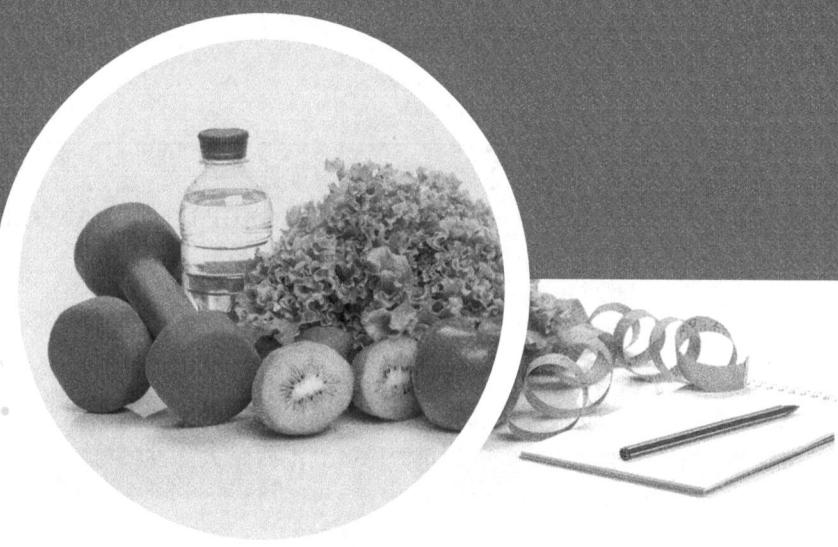

中国出版集团有限公司

世界图书出版公司
广州·上海·西安·北京

图书在版编目（CIP）数据

医学营养学临床实践/王芸，周小戈，陈福群主编
.—广州：世界图书出版广东有限公司，2024.7
ISBN 978-7-5232-0251-7

Ⅰ.①医… Ⅱ.①王…②周…③陈… Ⅲ.①营养学
Ⅳ.①R151

中国国家版本馆CIP数据核字(2024)第096816号

书　　名	医学营养学临床实践
	YIXUE YINGYANGXUE LINCHUANG SHIJIAN
主　　编	王　芸　周小戈　陈福群
责任编辑	刘　旭
责任技编	刘上锦
装帧设计	品雅传媒
出版发行	世界图书出版有限公司　世界图书出版广东有限公司
地　　址	广州市海珠区新港西路大江冲25号
邮　　编	510300
电　　话	（020）84460408
网　　址	http://www.gdst.com.cn/
邮　　箱	wpc_gdst@163.com
经　　销	新华书店
印　　刷	广州小明数码印刷有限公司
开　　本	889 mm×1 194 mm　1/16
印　　张	9.75
字　　数	276千字
版　　次	2024年7月第1版　2024年7月第1次印刷
国际书号	ISBN 978-7-5232-0251-7
定　　价	138.00元

版权所有　翻印必究
（如有印装错误，请与出版社联系）
咨询、投稿：（020）84460408　451765832@qq.com

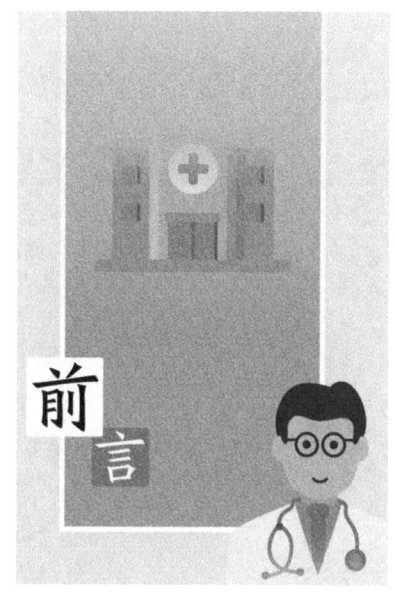

前言

医学营养学是研究疾病状态下物质代谢的改变，以及通过合理提供能量和各种营养素，从而调整内环境的稳定、增强体内的合成代谢、提高机体免疫力、促进疾病恢复的一门学科。目前，医学营养学知识已广泛应用于临床，已经成为许多疾病治疗中不可缺少的部分，挽救了大量危重患者的生命，其疗效也得到广泛的肯定。如今人们越来越关注自己的健康问题，怎样通过平衡膳食、合理营养来促进健康，是人们十分关注的话题，这也对医护人员的知识水平提出了更新和更高的要求。

本书突出临床实用性，尽可能做到重点突出，既体现理论，又强调实践。书中介绍了营养风险筛查与基础营养知识相关内容，包括蛋白质、碳水化合物、脂类、维生素和矿物质等，也介绍了临床常见疾病的诊断与营养治疗，涉及呼吸系统疾病、循环系统疾病、消化系统疾病以及泌尿系统疾病等，每个系统都选取了2~3个具有代表性的临床最常见疾病，对这些疾病的营养治疗进行了详细的论述。内容由浅入深，以编者擅长领域和临床常见疾病为主安排章节内容，适合我国各级临床医师阅读参考，有助于临床相关专业医护人员了解和掌握医学营养的基础知识和常见疾病的营养治疗方法，为患者提供最佳的营养康复治疗方案。

尽管在编写的过程中我们反复校对、多次审核，但书中倘有不足之处，望各位读者不吝赐教，以便我们改进和提高。

编 者

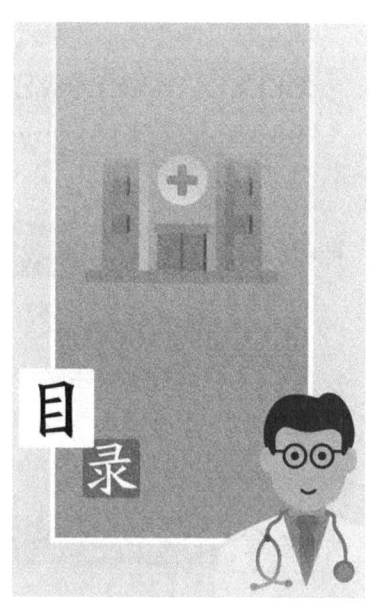

目录

第一章 能量

第一节 人体的能量消耗 …………………………………………………………………… 1

第二节 人体一日能量需要的确定 ………………………………………………………… 4

第二章 蛋白质

第一节 蛋白质的功能 ……………………………………………………………………… 6

第二节 氨基酸和必需氨基酸 ……………………………………………………………… 7

第三节 蛋白质的消化、吸收和代谢 ……………………………………………………… 8

第四节 食物蛋白质营养学评价 …………………………………………………………… 9

第三章 碳水化合物

第一节 碳水化合物的分类 ………………………………………………………………… 13

第二节 碳水化合物的功能 ………………………………………………………………… 15

第三节 碳水化合物的代谢 ………………………………………………………………… 16

第四节 碳水化合物的食物来源 …………………………………………………………… 19

第四章 脂类

第一节 脂类的结构及其功能 ……………………………………………………………… 20

第二节 脂肪酸 ……………………………………………………………………………… 21

I

第三节	脂类的消化吸收和代谢	25
第四节	人体脂营养状况评价	26
第五节	食物来源	27

第五章　维生素

第一节	脂溶性维生素	28
第二节	水溶性维生素	33
第三节	类维生素	40

第六章　矿物质

第一节	钙	43
第二节	铁	44
第三节	碘	45
第四节	锌	46
第五节	硒	48

第七章　住院患者的膳食

第一节	住院患者膳食	50
第二节	住院患者膳食指南	64

第八章　肠内营养支持

第一节	概述	68
第二节	肠内营养的适应证和禁忌证	68
第三节	肠内营养的实施方法	70
第四节	肠内营养制剂	77
第五节	肠内营养并发症及其防治	82

第九章　肠外营养支持

第一节	概述	85
第二节	肠外营养的适应证和禁忌证	86
第三节	肠外营养的实施途径	89
第四节	肠外营养制剂	94
第五节	肠外营养并发症及其防治	99

第十章　呼吸系统疾病与营养

第一节　慢性阻塞性肺病 …………………………………………………………………… 107
第二节　急性呼吸窘迫综合征 ……………………………………………………………… 110
第三节　乳糜胸 ……………………………………………………………………………… 111

第十一章　循环系统疾病与营养

第一节　高脂血症 …………………………………………………………………………… 114
第二节　冠心病 ……………………………………………………………………………… 118
第三节　高血压 ……………………………………………………………………………… 122

第十二章　消化系统疾病与营养

第一节　胃炎 ………………………………………………………………………………… 127
第二节　腹泻与便秘 ………………………………………………………………………… 130
第三节　脂肪肝 ……………………………………………………………………………… 133

第十三章　泌尿系统疾病与营养

第一节　肾小球肾炎 ………………………………………………………………………… 136
第二节　肾功能衰竭 ………………………………………………………………………… 139

参考文献 …………………………………………………………………………………… 145

第一章 能量

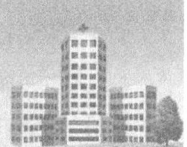

第一节 人体的能量消耗

机体内的能量，一部分转变成热量，维持体温的恒定并不断地向环境中散发，另一部分作为能源维持各种生命活动的正常进行。碳水化合物、脂肪和蛋白质是三大能量营养素，除此之外，酒中的乙醇也能提供较高的能量。

能量的单位，国际上通用焦耳（J），营养学中多使用千焦耳（kJ）。有些国家，如美国和加拿大仍继续使用卡（cal）和千卡（kcal）。其换算关系如下：1cal=4.184J；1J=0.239cal。

由于食物中的生热营养素不可能全部被消化吸收，且消化率也各不相同；消化吸收后，在体内也不一定完全彻底被氧化分解产生热能，特别是蛋白质，可产生一些不能继续被分解利用的含氮化合物，如尿素、肌酐、尿酸等。所以在实际应用时，食物中生热营养素的产热量，是按下列换算关系进行的：

1g 碳水化合物→16.7kJ（4.0kcal）

1g 脂肪→36.7kJ（9.0kcal）

1g 蛋白质→16.7kJ（4.0kcal）

1g 乙醇→29.3kJ（7.0kcal）

通常，人体的能量消耗主要包括基础代谢、体力活动和食物热效应三个方面。为了达到能量的平衡，人体每天摄入的能量应能满足这三个方面的需要，这样才能有健康的体质和良好的工作状态。

一、基础代谢

基础代谢（BM）是指人体在安静和恒温条件下（一般18~25℃），禁食12小时后，静卧、放松而又清醒时的能量消耗。此时能量仅用于维持体温和呼吸、血液循环及其他器官的生理需要。

为了确定基础代谢的能量消耗（BEE），必须首先测定基础代谢率（BMR）。基础代谢率就是指人体处于基础代谢状态下，每小时每平方米体表面积的能量消耗。

（一）每天基础代谢的能量消耗计算

1. 用体表面积进行计算　我国提出一个相对适合中国人的体表面积计算公式：

体表面积（m²）=0.006 59×身高（cm）+0.012 6×体重（kg）-0.160 3

根据这个公式先计算体表面积，再按年龄、性别，在表1-1中查出相应的BMR，就可计算出24小时的基础代谢水平。人在熟睡时，热能消耗比基础代谢约减少10%，所以计算时，应扣除睡眠时少消耗的这部分热能。

表1-1 人体基础代谢率

年龄（岁）	男 KJ/m²	Kcal/m²	女 KJ/m²	Kcal/m²	年龄（岁）	男 KJ/m²	Kcal/m²	女 KJ/m²	Kcal/m²
1	221.8	53.0	221.8	53.0	30	154.0	36.8	146.9	35.1
3	214.6	51.3	214.2	51.2	35	152.7	36.5	146.4	35.0
5	206.3	49.3	202.5	48.4	40	151.9	36.3	146.0	34.9
7	197.7	47.3	200.0	45.4	45	151.5	36.2	144.3	34.5
9	189.9	45.2	179.1	42.8	50	149.8	35.8	139.7	33.9
11	179.9	43.0	175.7	42.0	55	148.1	35.4	139.3	33.3
13	177.0	42.3	168.6	40.3	60	146.0	34.9	136.8	32.7
15	174.9	41.8	158.8	37.9	65	143.9	34.4	134.7	32.2
17	170.7	40.8	151.9	36.3	70	141.4	33.8	132.6	31.7
19	164.0	39.2	148.5	35.5	75	138.9	33.2	131.0	31.3
20	161.5	38.6	147.7	35.3	80	138.1	33.0	129.3	30.9
25	156.9	37.5	147.3	35.2					

2. 直接用公式计算　Harris（哈里斯）和Benedict（班奈狄克）提出了下列公式，可根据年龄、身长和体重直接计算基础代谢能量消耗。

男 BEE（kcal）= 66 + 13.7 × 体重（kg）+ 5.0 × 身长（cm）- 6.8 × 年龄（y）

女 BEE（kcal）= 655 + 9.5 × 体重（kg）+ 1.8 × 身长（cm）- 4.7 × 年龄（y）

3. WHO建议的计算方法　WHO推荐使用Schofield（斯科菲尔德）公式（表1-2），计算一天的基础代谢能量消耗。

表1-2　WHO建议的计算基础代谢公式

年龄（y）	公式（男）（kcal）	公式（女）（kcal）
0~3	(60.9 × w) - 54	(61.0 × w) - 51
3~10	(22.7 × w) + 495	(22.5 × w) + 499
10~18	(17.5 × w) + 651	(12.2 × w) + 746
18~30	(15.3 × w) + 679	(14.7 × w) + 496
30~60	(11.6 × w) + 879	(8.7 × w) + 829
>60	(13.5 × w) + 487	(10.5 × w) + 596

注：w为体重（kg）。

我国营养学会推荐，我国儿童和青少年的基础代谢参考值按上表公式计算，18岁以上人群的基础代谢，按公式计算的结果减去5%。

（二）影响人体基础代谢的因素

人体的基础代谢不仅个体之间存在差异，自身的基础代谢也常有变化。其影响因素主要有下面几个方面：

（1）体格的影响：体表面积大者，散发热能也多，所以同等体重者，瘦高者基础代谢高于矮胖者。人体瘦体组织消耗的热能占基础代谢的70%~80%，这些组织（和器官）包括肌肉、心、脑、肝、肾等，所以瘦体质量大，肌肉发达者，基础代谢水平高。这也是男性的基础代谢水平高于女性5%~10%

的原因。人与人之间基础代谢水平的个体差异和遗传因素是关键的影响因素之一。

（2）不同生理、病理状况的影响：儿童和孕妇的基础代谢相对较高。成年后，随年龄增长，基础代谢水平不断下降，30岁以后，每10年降低约2%，60岁以后下降更多。但如注意加强体育锻炼，这种降低相对缓慢得多。生病发热时或甲状腺等有关激素水平异常时，也能改变基础代谢的热能消耗。

（3）环境条件的影响：炎热或寒冷、过多摄食、精神紧张时都可以使基础代谢水平升高。也有人把这一部分的能量消耗称为适应性生热作用。另外，在禁食、饥饿或少食时，基础代谢水平也相应降低。

（4）尼古丁和咖啡因可以刺激基础代谢水平升高。

（5）疾病也可以改变基础代谢水平。如创伤、感染等，基础代谢水平增高。

二、体力活动与能量的关系

人除了睡眠外，总是要进行各种体力活动。通常情况下，由各种体力活动所消耗的能量约占人体总能量消耗的15%~30%，但随着人体活动量的增加，其能量消耗也将大幅度增加。这是人体能量消耗变化最大，也是人体控制能量消耗、保持能量平衡、维持健康最重要的部分。体力活动所消耗能量多少与三个因素有关：①肌肉越发达者，活动时消耗能量越多。②体重越重者，做相同的运动所消耗的能量也越多。③活动时间越长、强度越大、消耗能量越多。

中国营养学会将我国居民活动强度由五级调整为三级：即轻、中、重体力活动。中国营养学会制定的中国居民膳食营养素参考摄入量表（DRIs）中，成人不同体力活动水平的体力活动水平系数（PAL）如表1-3，成人能量的推荐摄入量用BMR乘PAL进行计算。

表1-3 中国营养学会建议的我国成人活动水平分级

活动水平	职业工作时间分配	工作内容举例	PAL
轻	75%时间坐或站立 25%时间站着活动	办公室工作、修理电器钟表、售货员、酒店服务员、化学实验操作、讲课等	1.50
中	25%时间坐或站立 75%时间特殊职业活动	学生日常活动、机动车驾驶、电工安装、车床操作、金工切割等	1.75
重	40%时间坐或站立 60%时间特殊职业活动	非机械化农业劳动、炼钢、舞蹈、体育运动、装卸、采矿等	2.00

三、食物热效应

食物热效应（TEF）即食物特殊动力作用（SDA）。人体在摄食过程中，由于要对食物中营养素进行消化、吸收、代谢转化等，需要额外消耗能量，同时引起体温升高和热量散发。这种因摄食而引起能量的额外消耗称食物热效应。

不同的产能营养素其食物热效应不等。脂肪的食物热效应约消耗本身产生能量的4%~5%，碳水化合物为5%~6%，而蛋白质特别高，可达30%。这种差异主要是因为：①各营养素消化吸收后转变成ATP贮存的量不一样，蛋白质为32%~34%，低于脂肪和碳水化合物的38%~40%，而其余的则变成热量。②由食物脂肪经消化吸收后，变成脂肪组织的脂肪，其消耗的能量要低于由消化吸收的葡萄糖转变成糖原或脂肪。而由食物蛋白质中的氨基酸合成人体蛋白质，或代谢转化为脂肪，其消耗的能量更多。由此可见，食物热效应与食物营养成分、进食量和进食频率有关。混合性食物其食物热效应占其总热能的10%；吃得越多，能量消耗也越多；进食快比进食慢者食物热效应高，进食快时，其中枢神经系统更活跃，激素和酶的分泌速度快、量更多，吸收和贮存的速率更高，其能量消耗也相对更多。

（王　芸）

第二节　人体一日能量需要的确定

确定各类人群或每个人的能量需要量，对于指导人们改善自身的膳食结构、膳食规律、维持能量平衡、提高健康水平是非常重要的，也是营养学工作和研究中经常进行的工作。

要做到能量平衡，就是要保证能量的供给和消耗要平衡。人体能量消耗包括基础代谢、体力活动和食物热效应三方面，因此详细地记录一天的各项活动，或根据工作性质确定其活动强度，就可以按前面的方法计算出一天的能量消耗量，即能量的需要量。

健康的人，在食物供应充足、体重不发生明显变化时，其能量摄入量基本上可反映出其能量需要量。因此要详细记录一段时间摄入食物的种类和数量，计算出平均每日食物总的能量含量，就可以认为是其能量的一日需要量。不过这种膳食调查一般至少进行5~7天，如确定一类人群的能量需要，还应注意调查对象应有一定的数量才相对地可信、可靠。

能量平衡与否，与健康的关系极大。由于饥饿或疾病等原因，能量摄入不足，可造成体力下降、工作效率低下。而能量摄入不足造成太少的脂肪贮存，身体对环境的适应能力和抗病能力也因此而下降。体重太低的女性，性成熟延迟，易生产低体重婴儿。年老时，能量摄入不足会增加营养不良的危险。另一方面，过多的能量摄入，已对人们造成严重的健康问题：肥胖、高血压、心脏病、糖尿病和某些癌症发病率明显提高。

因此，各个国家都有相应的能量的供给量的推荐值，包括三大产能营养素合理的摄入比。中国营养学会在最新制订的中国居民膳食营养素参考摄入量（Chinese DRIs）中，不仅对各年龄组人群的能量摄入有具体的推荐量，而且也根据不同的活动强度对推荐能量摄入量做了合理的调整（表1-4）。

表1-4　膳食能量需要量（EER）

年龄（y）/阶段	男性						女性					
	PAL I[a]		PAL II[b]		PAL III[c]		PAL I[a]		PAL II[b]		PAL III[c]	
	MJ/d	kcal/d	MJ/d	kcal/d	MJ/d	kcal/d	MJ/d	kcal/d	MJ/d	kcal/d	MJ/d	kcal/d
0~0.5	—		0.38MJ/(kg·d)	90kcal/(kg·d)	—		—		0.38MJ/(kg·d)	90kcal/(kg·d)	—	
0.5~1	—		0.31MJ/(kg·d)	75kcal/(kg·d)	—		—		0.31MJ/(kg·d)	75kcal/(kg·d)	—	
1~2	—		3.77	900	—		—		3.35	800	—	
2~3	—		4.60	1 100	—		—		4.18	1 000	—	
3~4	—		5.23	1 250	—		—		4.81	1 150	—	
4~5	—		5.44	1 300	—		—		5.23	1 250	—	
5~6	—		5.86	1 400	—		—		5.44	1 300	—	
6~7	5.86	1 400	6.69	1 600	7.53	1 800	5.44	1 300	6.07	1 450	6.90	1 650
7~8	6.28	1 500	7.11	1 700	7.95	1 900	5.65	1 350	6.49	1 550	7.32	1 750

续表

年龄（y）/阶段	男性						女性					
	PAL I[a]		PAL II[b]		PAL III[c]		PAL I[a]		PAL II[b]		PAL III[c]	
	MJ/d	kcal/d	MJ/d	kcal/d	MJ/d	kcal/d	MJ/d	kcal/d	MJ/d	kcal/d	MJ/d	kcal/d
8~9	6.69	1 600	7.74	1 850	8.79	2 100	6.07	1 450	7.11	1 700	7.95	1 900
9~10	7.11	1 700	8.16	1 950	9.20	2 200	6.49	1 550	7.53	1 800	8.37	2 000
10~11	7.53	1 800	8.58	2 050	9.62	2 300	6.90	1 650	7.95	1 900	8.79	2 100
11~12	7.95	1 900	9.20	2 200	10.25	2 450	7.32	1 750	8.37	2 000	9.41	2 250
12~15	9.62	2 300	10.88	2 600	12.13	2 900	8.16	1 950	9.20	2 200	10.25	2 450
15~18	10.88	2 600	12.34	2 950	13.81	3 300	8.79	2 100	9.83	2 350	11.09	2 650
18~30	9.00	2 150	10.67	2 550	12.55	3 000	7.11	1 700	8.79	2 100	10.25	2 450
30~50	8.58	2 050	10.46	2 500	12.34	2 950	7.11	1 700	8.58	2 050	10.04	2 400
50~65	8.16	1 950	10.04	2 400	11.72	2 800	6.69	1 600	8.16	1 950	9.62	2 300
65~75	7.95	1 900	9.62	2 300	—	—	6.49	1 550	7.74	1 850	—	—
>75	7.53	1 800	9.20	2 200	—	—	6.28	1 500	7.32	1750	—	—
孕早期	—	—	—	—	—	—	+0	+0	+0	+0	+0	+0
孕中期	—	—	—	—	—	—	+1.05	+250	+1.05	+250	+1.05	+250
孕晚期	—	—	—	—	—	—	+1.67	+400	+1.67	+400	+1.67	+400
哺乳期	—	—	—	—	—	—	+1.67	+400	+1.67	+400	+1.67	+400

注：PAL I[a]、PAL II[b]和 PAL III[c]分别代表低强度身体活动水平、中等强度身体活动水平和高强度身体活动水平。"—"表示未制定或未涉及；"+"表示在相应年龄阶段的成年女性需要量基础上增加的需要量。

（周小戈）

第二章 蛋白质

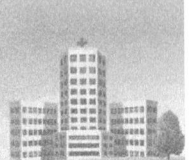

蛋白质（protein）是一切生命的物质基础，没有蛋白质就没有生命，可见蛋白质是人体最重要的营养素之一。

正常成人体内，约16%~19%是蛋白质。人体内的蛋白质始终处于不断地分解与合成的动态平衡之中，借此可达到组织蛋白不断地更新和修复的目的。肠道和骨髓内的蛋白质更新速度较快。但总体来说，成人体内每天约有3%的蛋白质被更新。

第一节 蛋白质的功能

一、人体组织的构成成分

人体的任何组织和器官，都以蛋白质作为重要的组成成分，所以人体在生长过程中，就包含着蛋白质的不断增加。人体的瘦组织（lean tissue）中，如肌肉、心、肝、肾等器官含大量蛋白质；骨骼和牙齿中含有大量的胶原蛋白，指甲、趾甲中含有角蛋白；细胞中从细胞膜到细胞内的各种结构中均含有蛋白质。总之，蛋白质是人体不能缺少的构成成分。

二、机体各种重要的生理活性物质的构成成分

酶能催化体内一切物质的分解和合成；激素调节着各种生理过程并维持着内环境的稳定；抗体可以抵御外来微生物及其他有害物质的入侵；细胞膜和血液中的蛋白质担负着各类物质的运输和交换；体液内那些可溶性且可离解为阴、阳离子的蛋白质，使体液的渗透压和酸碱度得以稳定；此外血液的凝固、视觉的形成、人体的运动等，无一不与蛋白质有关。所以蛋白质是生命的物质基础，是生命存在的一种形式。

三、供给能量

由于蛋白质中含碳、氢、氧元素，当机体需要时，可以被代谢分解，释放出能量。1克食物蛋白质在体内约产生16.7kJ（4.0kcal）的热能。

四、肽、氨基酸特有的功能

近些年的研究，使我们对蛋白质的生理功能的认识进入了一个新的阶段：那就是人类已开始从蛋白

质、肽和氨基酸三个不同层次认识蛋白质的生理功能。这些特有的生理功能，无论在产品开发，还是在临床及保健方面的研究和应用方面，都引起了一定的关注。

作为蛋白质的次级水解产物——肽，无论是由体外供给，还是体内产生，都有其特有的生理功能，主要包括：参与机体的免疫调节、促进矿物质吸收、清除自由基、调节血压、调节血脂和抗菌等。具有这些功能的肽被称为"功能肽"或"生物活性肽"。现研发的比较多的功能肽有大豆多肽、玉米肽、苦瓜肽等植物来源肽以及海洋生物多肽、白蛋白多肽、脑肽等动物来源肽。但是，功能肽现阶段主要是用于保健食品的开发，临床上的应用并不广泛。某些二肽如谷氨酰胺二肽可用于临床营养的制剂中增强机体的免疫功能。

作为蛋白质的最终代谢产物，氨基酸除了可以促进蛋白质合成外，临床上也表现出的各种特有的功能，在临床营养的应用上日益受到重视。如谷氨酰胺和精氨酸是公认的免疫营养制剂，用于烧伤、创伤、肿瘤以及其他危重疾病的营养支持治疗，可增强患者的免疫功能，促进胃肠黏膜增值和免疫，降低并发症和病死率。支链氨基酸包括亮氨酸、异亮氨酸和缬氨酸，用于肝脏疾病的营养支持，对于改善氨基酸代谢、预防肝性脑病发挥了重要作用。氨基酸制剂也从早期的水解蛋白质发展到结晶氨基酸，以及配比合理的平衡氨基酸制剂，针对不同的需求，为临床营养支持提供了多种选择。如富含支链氨基酸的肝病用氨基酸制剂，富含必需氨基酸的肾病用氨基酸制剂，富含酪氨酸、胱氨酸和牛磺酸的婴幼儿用氨基酸制剂等。随着营养科学的发展和各种氨基酸新功能的发现，氨基酸制剂在临床营养支持中将发挥越来越重要的作用。

（陈福群）

第二节　氨基酸和必需氨基酸

一、氨基酸和肽

蛋白质是由许多氨基酸（amino acid）以肽键连结在一起，并形成一定的空间结构的大分子。由于其氨基酸的种类、数量、排列次序和空间结构的千差万别，就构成了无数种功能各异的蛋白质，也才有了丰富多彩的奥妙无穷的生物世界。构成人体蛋白质的氨基酸有 20 种（不包括胱氨酸）。蛋白质被分解时的次级结构称肽，含 10 个以上氨基酸的肽称多肽，含 10 个以下氨基酸称寡肽，含 3 个或 2 个氨基酸分别称 3 肽和 2 肽。

二、必需氨基酸

必需氨基酸（essential amino acid）是指人体不能合成或合成速度不能满足机体需要，必须从食物中直接获得的氨基酸。构成人体蛋白质的氨基酸有 20 种，其中 9 种氨基酸为必需氨基酸，它们是异亮氨酸、亮氨酸、赖氨酸、蛋氨酸、苯丙氨酸、苏氨酸、色氨酸、缬氨酸和组氨酸。半胱氨酸和酪氨酸在体内分别由蛋氨酸和苯丙氨酸转变而成，如果膳食中能直接提供这两种氨基酸，则人体对蛋氨酸和苯丙氨酸的需要可分别减少 30% 和 50%。所以半胱氨酸和酪氨酸这类可减少人体对某些必需氨基酸需要量的氨基酸，称为条件必需氨基酸，或半必需氨基酸。在计算食物必需氨基酸组成时，往往将半胱氨酸和蛋氨酸、苯丙氨酸和酪氨酸合并计算。其余 9 种氨基酸，人体自身可以合成以满足机体需要，故称非必需氨基酸。

组氨酸是婴儿的必需氨基酸，但世界粮农组织（FAO）、世界卫生组织（WHO）在1985年首次列出了成人组氨酸的需要量为8~12mg/(kg·d)。同时许多报道证实组氨酸是成人体内必需氨基酸，但由于人体组氨酸在肌肉和血红蛋白中贮存量很大，而人体对其需要量又相对较少，对直接证实成人体内有无合成组氨酸能力的研究带来很大困难，故尚难确定组氨酸是否为成人体内的必需氨基酸。

三、氨基酸模式和限制氨基酸

人体蛋白质以及各种食物蛋白质，在必需氨基酸的种类和含量上存在着差异，在营养学上用氨基酸模式（amino acid pattern）来反映这种差异。所谓氨基酸模式，就是蛋白质中各种必需氨基酸的构成比例。其计算方法是将该种蛋白质中的色氨酸含量（作分母）定为1，分别计算出其他必需氨基酸的相应比值，这一系列的比值就是该种蛋白质氨基酸模式（表2-1）。当食物蛋白质氨基酸模式与人体蛋白质氨基酸模式越接近时，必需氨基酸被机体利用的程度就越高，食物蛋白质的营养价值也相对越高，如动物性蛋白质中的蛋、奶、肉、鱼等以及大豆蛋白，因此被称为优质蛋白质。其中鸡蛋蛋白质与人体蛋白质氨基酸模式最接近，在实验中常以它作为参考蛋白。参考蛋白是指可用来测定其他蛋白质质量的标准蛋白。反之，食物蛋白质中一种或几种必需氨基酸相对含量较低，导致其他的必需氨基酸在体内不能被充分利用而浪费，造成其蛋白质营养价值降低，这些含量相对较低的必需氨基酸称限制氨基酸。其中含量最低的称第一限制氨基酸，余者以此类推。植物性蛋白往往相对缺少下列必需氨基酸：赖氨酸、蛋氨酸、苏氨酸和色氨酸。所以其营养价值相对较低。如大米和面粉蛋白质中赖氨酸含量最少。为了提高植物性蛋白质的营养价值，往往将两种或两种以上的食物混合食用，而达到以多补少的目的，提高膳食蛋白质的营养价值。这种不同食物间相互补充其必需氨基酸不足的作用叫蛋白质互补作用。如肉类和大豆蛋白可弥补米面蛋白质中赖氨酸的不足。

表2-1 几种中国食物和人体蛋白质氨基酸模式

氨基酸	人体	全鸡蛋	鸡蛋白	牛奶	猪瘦肉	牛肉	大豆	面粉	大米
异亮氨酸	4.0	2.5	3.3	3.0	3.4	3.2	3.0	2.3	2.5
亮氨酸	7.0	4.0	5.6	6.4	6.3	5.6	5.1	4.4	5.1
赖氨酸	5.5	3.1	4.3	5.4	5.7	5.8	4.4	1.5	2.3
蛋氨酸+半胱氨酸	3.5	2.3	3.9	2.4	2.5	2.8	1.7	2.7	2.4
苯丙氨酸+酪氨酸	6.0	3.6	6.3	6.1	6.0	4.9	6.4	5.1	5.8
苏氨酸	4.0	2.1	2.7	2.7	3.5	3.0	2.7	1.8	2.3
缬氨酸	5.0	2.5	4.0	3.5	3.9	3.2	3.5	2.7	3.4
色氨酸	1.0	1.0	1.0	1.0	1.0	1.0	1.0	1.0	1.0

（陈启众）

第三节 蛋白质的消化、吸收和代谢

膳食中的蛋白质消化从胃开始。胃中的胃酸先使蛋白质变性，破坏其空间结构以利于酶发挥作用。同时，胃酸可激活胃蛋白酶分解蛋白质。不过蛋白质消化吸收的主要场所在小肠。由胰腺分泌的胰蛋白酶和糜蛋白酶，使蛋白质在小肠中被分解为氨基酸和部分2肽和3肽，再被小肠黏膜细胞吸收。在小肠黏膜的刷状缘中的肽酶作用下，进入黏膜细胞中的2肽、3肽进一步分解为氨基酸单体。被吸收的这些氨基酸通过黏膜细胞进入肝门静脉而被运送到肝脏和其他组织或器官被利用。现已证明，少数蛋白质大分子和多肽可被直接吸收。

氨基酸通过小肠黏膜细胞是由三种主动运输系统来进行的，它们分别转运中性、酸性和碱性氨基酸。具有相似结构的氨基酸在共同使用同一种转运系统时，相互间具有竞争机制，这种竞争的结果，使含量高的氨基酸相应地被吸收多一些，从而保证了肠道能按食物中氨基酸的含量比例进行吸收。如果在膳食中过多地加入某一种氨基酸，这种竞争作用会造成同类型的其他氨基酸吸收减少。如亮氨酸、异亮氨酸和缬氨酸有共同的转运系统，若过多地向食物中加入亮氨酸，异亮氨酸和缬氨酸吸收就会减少，从而造成食物蛋白质的营养价值的下降。

存在于人体各组织、器官和体液中的游离氨基酸统称为氨基酸池。氨基酸池中的游离氨基酸除了来自食物外，大部分来自体内蛋白质的分解产物。这些氨基酸少数用于合成体内含氮化合物，主要被用来重新合成人体蛋白质，以达到机体蛋白质的不断更新和修复。未被利用的氨基酸，则经代谢转变成尿素、氨、尿酸和肌酐等，由尿排出体外，或转化为糖原和脂肪。所以，由尿排出的氮，也包括食物氮和内源性氮。

机体每天由于皮肤、毛发和黏膜的脱落，妇女月经期的失血等，以及肠道菌体死亡排出，损失约20g以上的蛋白质，这种氮排出是机体不可避免的氮消耗，称为必要的氮损失。当膳食中的碳水化合物和脂肪不能满足机体能量需要，或蛋白质摄入过多时，蛋白质才分别被用来作为能源或转化为碳水化合物和脂肪。

因此，营养学把反应机体摄入氮和排出氮的代谢关系称为氮平衡。其关系式如下：

$$B = I - (U + F + S)$$

B，氮平衡；I，摄入氮；U，尿氮；F，粪氮；S，皮肤等氮损失。

当摄入氮和排出氮相等时，为零氮平衡，健康的成人应维持在零平衡并富裕5%。如摄入氮多于排出氮，则为正氮平衡，儿童处于生长发育阶段，妇女怀孕时，疾病恢复时以及运动和劳动需要增加肌肉时等，应保证适当的正氮平衡，满足机体对蛋白质额外的需要。而摄入氮少于排出氮时，为负氮平衡，人在饥饿、疾病及老年时等，一般处于这种状况，所以应注意尽可能减轻或改变这种情况。

（武建海）

第四节　食物蛋白质营养学评价

评价食品蛋白质的营养价值，对于食品品质的鉴定，新的食品资源的研究和开发，指导人群膳食等许多方面，都是十分必要的。各种食物，其蛋白质的含量、氨基酸模式等都不一样，人体对不同的蛋白质的消化、吸收和利用程度也存在差异，所以营养学上，主要从食物蛋白质的含量、被消化吸收的程度和被人体利用程度三方面，全面地评价食品蛋白质的营养价值。

一、蛋白质含量

虽然蛋白质的含量不等于质量，但是没有一定数量，再好的蛋白质其营养价值也有限，所以蛋白质含量是食物蛋白质营养价值的基础。食物中蛋白质含量测定一般使用微量凯氏（Kjeldahl）定氮法，测定食物中的氮含量，再乘以由氮换算成蛋白质的换算系数，就可得到食物蛋白质的含量。换算系数对同种食物来说，一般是不变的。换算系数是根据氮占蛋白质的百分比而计算出来的。一般来说，食物中含氮量占蛋白质的16%，其倒数即为6.25，由氮计算蛋白质的换算系数即是6.25。

二、蛋白质消化率

蛋白质消化率（digestibility），不仅反映了蛋白质在消化道内被分解的程度，同时还反映消化后的氨基酸和肽被吸收的程度。由于蛋白质在食物中存在形式、结构各不相同，食物中含有不利于蛋白质吸收的其他因素的影响等，不同的食物，或同一种食物的不同加工方式，其蛋白质的消化率都有差异。如动物性食品中的蛋白质消化率一般高于植物性食品（表2-2）。大豆整粒食用时，消化率仅60%，而加工成豆腐后，消化率提高到90%以上。这主要是因为加工后的制品中，去除了大豆中的纤维素和其他不利于蛋白质消化吸收的影响因素。

表2-2 几种食物蛋白质消化率（%）

食物	真消化率	食物	真消化率
鸡蛋	97±3	燕麦	86±7
牛奶	95±3	小米	79
肉、鱼	94±3	大豆粉	87±7
玉米	85±6	菜豆	78
大米	88±4	花生酱	88
面粉（精制）	96±4	中国混合膳	96

蛋白质消化率的测定，无论以人或动物为实验对象，都必须检测实验期内摄入的食物氮、排出体外的粪氮和粪代谢氮，再用下列公式计算。粪代谢氮，是在实验对象完全不摄入蛋白质时，粪中的含氮量。成人24小时内粪代谢氮一般为0.9~1.2g。

$$蛋白质真消化率（\%）= \frac{食物氮 -（粪氮 - 粪代谢氮）}{食物氮} \times 100$$

上式计算结果，是食物蛋白质的真消化率。在实际应用中，往往不考虑粪代谢氮。这样不仅实验方法简便，而且因所测得的结果比真消化率要低，具有一定安全性。这种消化率，叫作表观消化率。

三、蛋白质利用率

衡量蛋白质利用率的指标有很多，各指标分别从不同角度反映蛋白质被利用的程度。下面介绍几种常用的指标。

（一）生物价

蛋白质生物价（biological value，BV）是反映食物蛋白质消化吸收后，被机体利用程度的指标。用被机体利用的蛋白质量与消化吸收的食物蛋白质量的比值的100倍表示。生物价越高，表明其被机体利用程度越高，最大值为100。计算公式如下：

$$生物价 = \frac{储留氮}{吸收氮} \times 100$$

$$吸收氮 = 食物氮 -（粪氮 - 粪代谢氮）$$

$$储留氮 = 吸收氮 -（尿氮 - 尿内源性氮）$$

尿氮和尿内源性氮的检测原理和方法与粪氮、粪代谢氮一样。生物价对指导肝、肾患者的膳食很有意义。生物价高，表明食物蛋白质中氨基酸主要用来合成人体蛋白，极少有过多的氨基酸经肝、肾代谢而释放能量或由尿排出多余的氮,从而大大减少肝肾的负担。

(二) 蛋白质净利用率

蛋白质净利用率(net protein utilization,NPU)是反映食物中蛋白质被利用的程度,即机体利用的蛋白质占食物中蛋白质的百分比。它包含了食物蛋白质的消化和利用两个方面,因此更为全面。

$$蛋白质净利用率 = 消化率 \times 生物价 = \frac{储留氮}{食物氮} \times 100\%$$

(三) 蛋白质功效比值

蛋白质功效比值(protein efficiency ratio,PER),是用处于生长阶段中的幼年动物(一般用刚断奶的雄性大白鼠)在实验期内其体重增加和摄入蛋白质的量的比值来反映蛋白质的营养价值的指标。由于所测蛋白质主要被用来提供生长之需要,所以该指标被广泛用来作为婴幼儿食品中蛋白质的评价。实验时,饲料中被测蛋白质是唯一蛋白质来源,占饲料的10%,实验期为28天。

$$蛋白质功效比值 = \frac{动物体重增加(g)}{摄入食物蛋白质(g)}$$

同一种食物,在不同的实验条件下,所测得的功效比值往往有明显差异。为了使实验结果具有一致性和可比性,实验时,用标化酪蛋白为参考蛋白设对照组,无论酪蛋白质组的功效比值为多少,均应换算为2.5。所以被测蛋白质的功效比值按下式计算:

$$被测蛋白质功效比值 = \frac{实验组功效比值}{对照组功效比值} \times 2.5$$

(四) 氨基酸评分和经消化率修正的氨基酸评分

氨基酸评分(amino acid score,AAS)也叫蛋白质化学评分(chemical score),是目前被广为采用的一种评价方法。该方法是用被测食物蛋白质的必需氨基酸评分模式(amino acid scoring pattern)和推荐的理想的模式或参考蛋白的模式进行比较,因此是反映蛋白质构成和利用的关系。不同年龄的人群,其氨基酸评分模式不同,不同的食物其氨基酸评分模式也不相同。表2-3是几种食物和不同人群需要的氨基酸评分。氨基酸评分分值为食物蛋白质中的必需氨基酸和参考蛋白或理想模式中相应的必需氨基酸的比值。

$$氨基酸评分 = \frac{被测蛋白质每克氮(或蛋白质)中氨基酸量(mg)}{理想模式或参考蛋白质中每克氮(或蛋白质)中氨基酸量(mg)}$$

表2-3 几种食物和不同人群需要的氨基酸评分模式

氨基酸	人群(mg/g 蛋白质)				食物(mg/g 蛋白质)		
	1岁以下	2~5岁	10~12岁	成人	鸡蛋	牛奶	牛肉
组氨酸	26	19	19	16	22	27	34
异亮氨酸	46	28	28	13	54	47	48
赖氨酸	66	58	44	16	70	78	89
蛋氨酸+半胱氨酸	42	25	22	17	57	33	40
苏氨酸	43	34	28	9	47	44	46
缬氨酸	55	35	25	13	66	64	50
色氨酸	17	11	9	5	17	14	12
总计	460	339	241	127	512	504	479

确定某一食物蛋白质氨基酸评分,分两步。第一步计算被测蛋白质每种必需氨基酸的评分值;第二步是在上述计算结果中,找出最低的必需氨基酸(第一限制氨基酸)评分值,即为该蛋白质的氨基酸

评分（表2-4）。

表2-4　常见几种食物蛋白质质量

食物	BV	NPU（%）	PER	AAS
全鸡蛋	94	84	3.92	1.06
全牛奶	87	82	3.09	0.98
鱼	83	81	4.55	1.00
牛肉	74	73	2.30	1.00
大豆	73	66	2.32	0.63
精制面粉	52	51	0.60	0.34
大米	63	63	2.16	0.59
土豆	67	60	-	0.48

氨基酸评分的方法比较简单，缺点是没有考虑食物蛋白质的消化率。为此，美国FDA（Food and Drug Administration）通过了一种新的方法——经消化率校正的氨基酸评分（protein digestibility corrected amino acid score，PDCAAS）。这种方法可替代蛋白质功效比值PER，对除孕妇和1岁以下婴儿以外的所有人群的食物蛋白质进行评价（表2-5）。其计算公式为：

$$PDCAAS = 氨基酸评分 \times 真消化率$$

表2-5　几种食物蛋白质的PDCAAS

食物蛋白	PDCAAS	食物蛋白	PDCAAS
酪蛋白	1.00	斑豆	0.63
鸡蛋	1.00	燕麦粉	0.57
大豆分离蛋白	0.99	花生粉	0.52
牛肉	0.92	小扁豆	0.52
豌豆粉	0.69	全麦	0.40
菜豆	0.68		

除上述方法和指标外，还有一些蛋白质营养评价方法和指标，如相对蛋白质价值（relative protein value，RPV）、净蛋白质比值（net protein ratio，NPR）、氮平衡指数（nitrogen balance index，NBI）等，一般使用较少。

（樊　蕊）

第三章 碳水化合物

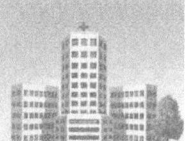

第一节 碳水化合物的分类

碳水化合物（carbohydrate）也称糖类，由碳、氢、氧三种元素组成。近年来，随着营养科学的发展，人们对碳水化合物生理功能的认识已经从"提供能量"扩展到对慢性病的预防，如调节血糖、降低血脂、改善肠道菌群等更多方面。鼓励摄入复合碳水化合物、减少脂肪摄入量已经成为多国"膳食指南"中的共识。碳水化合物是一个大家族，WHO/FAO按照聚合度将其分为糖、寡糖和多糖三类。

一、糖

糖指聚合度为1~2的碳水化合物，包括单糖、双糖和糖醇，糖醇是糖的水解产物。

（一）单糖

单糖是不能被水解的最简单的碳水化合物。其中葡萄糖（glucose）、果糖（fructose）和半乳糖（galactose）是自然界构筑双糖、寡糖和多糖的基本单位。葡萄糖、果糖在水果、浆果、蔬菜和蜂蜜中有少量的分布，而半乳糖几乎全部是以结合形式存在。葡萄糖注射液是临床营养支持中非氮能源之一，糖尿病患者、手术和外伤危重患者可用转化糖（葡萄糖和果糖的混合液）替代葡萄糖。

（二）双糖

双糖的代表是蔗糖（sucrose）、麦芽糖（maltose）和乳糖（lactose），分子式都是$C_{12}H_{22}O_{11}$，但结构式不同。蔗糖是由一分子葡萄糖和一分子果糖以α-键连接的，俗称白糖、砂糖或红糖。蔗糖几乎普遍存在于植物的叶、花、根、茎、种子及果实中。在甘蔗、甜菜和蜂蜜中尤为丰富。麦芽糖是由两分子的葡萄糖以α-键连接的，为淀粉的水解产物，俗称饴糖，常用于食品工业。乳糖是由一分子葡萄糖和一分子半乳糖以β-键连接的。乳糖只存在于各种哺乳动物的乳汁中，其浓度大约是50，占奶类提供热量的30%~50%。

（三）糖醇

糖醇类是由单糖衍生而来的。糖醇类的特点是在体内消化、吸收速度慢，且提供的能量比葡萄糖少，属于特殊食品原料。市场上常见的糖醇有山梨醇（sorbitol）、甘露醇（mannitol）、木糖醇（xylitol）和麦芽醇等。临床上常用20%或25%的山梨醇水溶液做脱水剂，使周围组织及脑组织脱水，降低颅内压，消除水肿。麦芽糖醇、木糖醇常作为甜味剂用于心血管病、糖尿病患者的专用食品及许多药品中。木糖醇也是口香糖的原料，可预防龋齿。

二、寡糖

寡糖又称低聚糖。FAO定义3~9个单糖构成的聚合物，重要的寡糖有棉籽糖（raffinose）、水苏糖（stachyose）、异麦芽低聚糖、低聚果糖、低聚甘露糖、大豆低聚糖等，其甜度通常只有蔗糖的30%~60%。寡糖可被肠道益生菌，如双歧杆菌所利用，促进菌群生长和繁殖，其发酵产物如短链脂肪酸有重要生理功能，与膳食纤维一道对肠道的结构与功能有重要的保护和促进作用。

（一）低聚果糖

低聚果糖是蔗糖分子的果糖残基以β-键结合1~3个的果糖基而成的蔗果三糖、蔗果四糖及蔗果五糖组成的混合物，存在于蔬菜和水果中。尤其在菊芋、洋葱、牛蒡、芦笋、香蕉、西红柿、大蒜、蜂蜜中含量高。低聚果糖是双歧杆菌的增值因子、低热量甜味剂，具有抗龋齿等优点，备受人们的重视与开发。在日本和欧洲，低聚果糖广泛应用于乳制品、乳酸饮料、糖果、焙烤食品、膨化食品及冷饮食品中。

（二）大豆低聚糖

大豆低聚糖是存在于大豆中可溶性糖分的总称，主要成分是棉籽糖和水苏糖。棉籽糖由葡萄糖、果糖、半乳糖三种单糖组成，除了存在于大豆中，还常见于棉籽和甜菜中；水苏糖是在棉籽糖的基础上再加一个半乳糖、存在于豆类中的四糖，摄入大量豆类所引起的腹胀就是由于棉籽糖和水苏糖不能被小肠中的消化酶水解，而在结肠中被肠道细菌发酵、产气所致。大豆中含水苏糖2.7%、棉籽糖1.3%。目前大豆低聚糖可作为保健食品的原料，也可代替蔗糖用于清凉饮料、酸奶、乳酸菌饮料、冰激凌、面包、糕点、糖果、巧克力等食品中。

（三）异麦芽低聚糖

指葡萄糖经α-键连接而成的单糖数不等的一类低聚糖。自然界游离状态的低聚异麦芽糖极少，在某些发酵食品如酱油、酒中少量存在。低聚麦芽糖有甜味，随着异麦芽三糖、四糖、五糖聚合度的增加，甜味降低渐消失。

三、多糖

由10个及以上单糖聚合而成的大分子为多糖，多糖在性质上与单糖和低聚糖不同，一般不溶于水，无甜味、不形成结晶，无还原性。在酶和酸的作用下，水解成单糖残基数不等的片段，最后成为单糖。多糖可分为淀粉多糖和非淀粉多糖（NSP），非淀粉多糖又称膳食纤维。

（一）淀粉

淀粉（starch）为数百个至数千个葡萄糖聚合的大分子，也是最丰富、最廉价的能量营养素。其大量存在于谷物、根茎类等植物中。根据结构可分为直链淀粉（amylose）和支链淀粉（amylopectin）。其次级水解产物含葡萄糖数目较少，称为糊精（dextrin）。

1. 直链淀粉　又称糖淀粉，是由几十至几百个葡萄糖残基以α-键相连而成的一条直链，并卷曲成螺旋状的二级结构，分子量1万至10万。天然食品中直链淀粉含量相对较少，占淀粉总量的19%~35%。因为直链淀粉升血糖的幅度要小于支链淀粉，所以农业专家正在积极培育含直链淀粉更为丰富的谷类作物。

2. 支链淀粉　又称胶淀粉，分子相对较大，一般由几千个葡萄糖残基组成，其中每30个葡萄糖连接成一条支链，许多支链形成树冠状的复杂结构。食物淀粉中支链淀粉含量较高，一般占65%~81%。

（二）膳食纤维

膳食纤维（diet fiber）包括纤维素、半纤维素和木质素、果胶、树胶等。它是由五碳糖、六碳糖和醛糖类组成的支链和直链的多糖混合物，如纤维素是葡萄糖分子是以β-键连接，人体淀粉酶不能破坏这种化学键，无法对其进行消化，但它具有重要的营养学意义。

根据目前化学分析方法，膳食纤维分为总膳食纤维（total diet fiber）、可溶性膳食纤维（soluble diet fiber）、不溶性膳食纤维（insoluble diet fiber）。

1. 总膳食纤维　包括传统意义的膳食纤维，如非淀粉多糖和抗性淀粉、美拉德反应产物等。
2. 可溶性膳食纤维　主要包括果胶（pectin）、树胶（gum）、粘胶（mucilage）和部分半纤维素等。

（1）果胶：果胶是由D-半乳糖醛酸聚合成的复合多糖。其通常存在于水果和蔬菜中，柑橘、苹果中含量丰富，柑橘皮中含30%，苹果中含15%。果胶分解后产生甲醇和果胶酸，腐烂水果和果酒中甲醇含量较高。在食品加工中常用果胶作为增稠剂生产果冻、色拉、冰激凌和果酱等。

（2）树胶和粘胶：树胶和粘胶由不同的单糖及其衍生物组成，在食品加工中可作为增稠剂。

3. 不溶性膳食纤维　主要包括纤维素、不溶性半纤维素和木质素。

（1）纤维素：纤维素是细胞壁的主要成分，是多个葡萄糖以β-键聚合而成。燕麦、全豆中含量多。纤维素因具有吸水性，可以增加肠内容物的体积。

（2）半纤维素：半纤维素是由许多戊糖和己糖聚合而成的杂多糖。谷类中的可溶的半纤维素被称为戊聚糖，可形成黏稠的水溶液并具有降低胆固醇的作用。

（3）木质素：木质素是酚核结构物质的高分子聚合物，不能被人体消化吸收。食物中的木质素主要存在于蔬菜的木质化部分和种子中，如草莓籽、老化的胡萝卜和花茎甘蓝中。

（郭林林）

第二节　碳水化合物的功能

一、体内碳水化合物的功能

（一）储存和提供能量

膳食碳水化合物是人类获取能量的最经济和最主要的来源，每克葡萄糖在体内氧化可以产生16.7kJ（4kcal）的能量，人体所需能量中55%~65%由碳水化合物提供。糖原是体内碳水化合物的储存形式，肝脏约储存体内1/3糖原。一旦机体需要，肝中糖原立即分解为葡萄糖进入血液，为主要器官组织提供能量。红细胞、脑和神经组织及心肌对糖分解产能依赖性大。低血糖休克就是血糖浓度过低引起的。

（二）构成机体的成分

碳水化合物同样也是机体重要的构成成分之一。每个细胞都有碳水化合物，其含量为2%~10%，主要以糖脂、糖蛋白和蛋白多糖存在，分布在细胞膜、细胞器膜、细胞质及细胞间质中。DNA和RNA中均含有D-核糖，在遗传信息传递中起重要作用。

（三）节约蛋白质

尽管葡萄糖能转化为脂肪，但脂肪不能转变为葡萄糖供应大脑的需要。当缺少葡萄糖时，机体要通过分解蛋白质，来合成葡萄糖（糖异生作用），这样可能会消耗肌肉、肝、肾、心脏中的一部分蛋白质。不当节食减肥的危害性与此有关。当补充足够碳水化合物后则可防止体内和膳食中的蛋白质作为能源，起到节约蛋白质的作用（sparing protein action）。

（四）抗生酮作用

脂肪氧化时需要葡萄糖帮忙，当糖不足时，身体不能通过正常途径利用脂肪。此时脂肪酸不完全氧化分解而产生酮体，酮体在体内蓄积以至于产生酮血症和酮尿症，影响机体的酸碱平衡。膳食中充足的碳水化合物可以防止上述现象的发生，此为碳水化合物的抗生酮作用（antiketogenesis）。人体每天至少需摄入100g左右的碳水化合物。

（五）解毒作用

葡萄糖经糖醛酸途径生成的葡萄糖醛酸，是体内一种重要的结合解毒方式，葡萄糖醛酸在肝脏与许多有害物质如细菌毒素、酒精、砷等结合，以消除或减轻这些物质的毒性或生理活性，从而起到解毒作用。

二、膳食纤维的生理作用

（一）增强肠道功能、有利于粪便排出

大多数纤维具有促进肠道蠕动和吸水膨胀的特性，一方面可使肠道肌肉保持健康和张力，另一方面粪便因含水较多而体积增加和变软，非常有利于粪便的排出。反之，肠道蠕动减慢，粪便少而硬可造成便秘。

（二）可降低血糖和血胆固醇

可溶性膳食纤维可减少小肠对糖的吸收，使血糖不致因进食而快速升高，因此也可减少体内胰岛素的释放，而胰岛素可刺激肝脏合成胆固醇，所以胰岛素释放的减少可以使血浆胆固醇水平受到影响。各种纤维可吸附胆汁酸、脂肪等而使其吸收率下降，因而可达到降血脂的作用。可溶性膳食纤维在大肠中被肠道细菌分解代谢产生一些短链脂肪酸，如乙酸、丁酸、丙酸等，一旦这些短链脂肪酸进入肝脏，可减弱肝中胆固醇的合成。

（三）控制体重和减肥

膳食纤维，特别是可溶性膳食纤维，可以减缓食物由胃入肠道的速度和减弱吸水作用，易使人产生饱腹感而减少能量的摄入，达到控制体重和减肥的作用。

（四）预防癌症的作用

膳食纤维在结肠内被微生物分解产生的短链脂肪酸如丁酸，实验发现有预防大肠黏膜细胞的癌变作用。

（郭丽娜）

第三节 碳水化合物的代谢

食物中的碳水化合物经过消化吸收，在肠壁和肝脏几乎全部转变为葡萄糖，然后通过氧化分解直接

第三章 碳水化合物

提供能量，合成糖原储存备用，转变成脂肪等过程相互联系和制约，共同组成复杂而有秩序的糖代谢。按照 Mahan（2008）的研究，碳水化合物吸收和代谢包括小肠中的吸收和细菌帮助下的结肠发酵两个重要方面。这一认识改变了人们过去几十年对膳食碳水化合物消化吸收的理解。

一、消化和吸收

（一）消化和吸收

膳食中的碳水化合物在消化道经酶逐步水解为单糖而被吸收。消化过程首先从口腔开始。食物进入口腔后，通过咀嚼等促进唾液的分泌，唾液中淀粉酶使淀粉分解，产生少量的糊精、麦芽糖及葡萄糖。如果我们在吃米饭或馒头时，慢慢咀嚼，会尝到甜味，这是因为淀粉已开始被唾液淀粉酶消化成麦芽糖和葡萄糖。由于食物在口腔内停留的时间很短暂，这种水解作用也很有限。拌和着唾液的食物很快通过食道进入了胃，一般淀粉在胃中不被消化，这是由于胃液的酸度分解了淀粉酶。小肠才是糖类分解和吸收的主要场所。胰腺分泌的胰淀粉酶是消化淀粉最主要的酶。它将淀粉分解成糊精和麦芽糖。当糊精及麦芽糖接触到肠黏膜上皮细胞刷状缘时，立即分解成为葡萄糖。肠黏膜除了含有麦芽糖酶之外，还含有蔗糖酶，可将蔗糖分解成葡萄糖及果糖；还有乳糖酶将乳糖分解为葡萄糖及半乳糖。在肠道中消化后的碳水化合物主要是单糖中的葡萄糖，还有很少量的果糖及半乳糖。单糖在小肠内吸收后经血液运送到肝脏进行相应的代谢，或运送到其他器官直接被利用。

（二）结肠中的发酵

"发酵"是结肠的一个"消化"方式。是在小肠不消化的碳水化合物到达结肠后，被结肠菌群分解，产生氢气、甲烷、二氧化碳和短链脂肪酸的一系列过程。这些成分经循环被转运到呼气和直肠中，发酵产生的物质如短链脂肪酸很快被肠壁吸收并被机体代谢。乙酸入血并被肝脏、肌肉和其他组织吸收，丁酸能够调节上皮细胞的更新，从而影响细胞的凋亡。不消化碳水化合物的酵解产物对肠道有良好的健康作用，如可促进肠道特定菌群的生长繁殖，因此被称为"益生元"。

（三）血糖生成指数

不同种类的碳水化合物，升高血糖的水平和能力有所不同。血糖生成指数（glycemic index，GI）可以用来衡量某种食物或某种膳食组成对血糖浓度影响的指标。GI 定义为含 50g 碳水化合物的食物血糖应答曲线下面积与同一个体摄入 50g 葡萄糖或面包血糖应答曲线下面积之比，以百分比表示：

$$GI = \frac{某食物在食后2小时血糖曲线下面积}{相当含量葡萄糖在食后2小时血糖曲线下面积} \times 100$$

根据 GI 将食物分为高、中、低血糖生成指数食物，其指数分别为大于 75、55~75 及小于 55。GI 高的食物或膳食，进入胃肠后消化快、吸收完全，血糖浓度波动大；反之，GI 低的食物或膳食，胃肠停留时间长、吸收慢，血糖浓度波动小。血糖生成指数的概念和数值可用于糖尿病患者的膳食指导，以及用于控制体重和指导运动员补糖。

谷物食物的介绍：①麸，指包被在谷粒外起保护作用的纤维层，谷粒中主要的纤维供体。②黑面包，含有可以呈现褐色的糖蜜等成分的面包，可以用包括小麦粉在内的任何面粉制得。③白面粉，由胚乳磨成的面粉，经过精炼和漂白使其最大限度地软化、脱色。营养成分丢失较多。④全麦，没有加工过的只除去果壳而保留其他部分的谷粒。⑤全麦粉，由全麦制成的面粉，含纤维较多。

（四）乳糖不耐症

世界各地都有一部分人有不同程度的乳糖不耐受（lactose intolerance），他们不能或只能部分地分解乳糖，而大量乳糖进入大肠被细菌分解产酸、产气，引起胃肠不适，如胀气、痉挛和腹泻等，造成乳糖不耐受的原因有：①先天性缺少或不能分泌乳糖酶。②某些药物（抗癌药）或肠道感染使乳糖酶分泌减少。③年龄增加，乳糖酶水平不断地下降。一般自2岁以后到青春期，乳糖酶水平可降低到出生时的5%~10%。为了克服这种乳糖不耐症，可选用经过发酵的乳制品，如酸奶。也有厂家将乳糖经乳糖酶分解后进行销售。

二、转运和利用

（一）转运

摄入的碳水化合物绝大部分在小肠上皮被分解为单糖，随后被钠离子依赖性单糖转运体（SGLTs）和非钠离子依赖性单糖转运体（GLUTs）转运进入血液循环。

（二）利用

1. 直接利用　细胞从血液中摄取葡萄糖，氧化分解为二氧化碳和水，并释放能量。葡萄糖在体内分解有两种方式，一种是无氧氧化，另一种是有氧氧化。无氧氧化也称糖酵解，是指葡萄糖分解为丙酮酸，在无氧情况下，净生成2个ATP分子。当进行重体力劳动和剧烈运动时，肌肉可因氧供应不足处于严重缺氧状态，这时需要通过糖酵解作用补充急需的能量。

如果氧气充足，葡萄糖将进行有氧氧化。有氧氧化反应过程可归纳为三个阶段：第一阶段是葡萄糖降解为丙酮酸，此阶段的反应与糖酵解途径完全相同。第二阶段为丙酮酸转变为乙酰辅酶A。第三阶段是乙酰辅酶A进入三羧酸循环被彻底氧化成CO_2和H_2O，并释放能量。1分子葡萄糖彻底氧化可净生成36~38个分子ATP，是无氧酵解生成量的18~19倍。所以葡萄糖有氧氧化是机体获取能量的主要方式。

有氧氧化过程中的多种中间产物可以使糖、脂类、蛋白质及其他许多物质发生广泛的代谢联系和互变。

2. 合成糖原　消化吸收的葡萄糖或其他物质转变而来的葡萄糖进入肝脏和肌肉后，可分别合成肝糖原和肌糖原。此过程称为糖原的合成。肌肉含有身体2/3的糖原并只作己用，肝脏中糖原用于血糖供应不足时补充血糖，供给大脑和其他组织。

肝糖原分子非常适合于用来在需要时释放葡萄糖，它与没有多少支链，只能线性降解的淀粉不同，糖原有很多支链，每个分子都有上百个末端。当血糖浓度降低时，胰脏便会向血液分泌胰高血糖素。肝细胞上千个响应的酶会结合糖原的末端，释放出一批葡萄糖进入血液。

3. 转化为脂肪　当食物提供的葡萄糖多于组织需要时，过量的部分最终转化为脂肪，并沉积在机体的脂肪组织上。

三、血糖的调节

正常情况下，血糖含量总是保持在恒定的范围，其空腹浓度为3.9~6.1mmol/L（700~1 100mg/L）。人有时会出现低血糖症状，感觉头痛、智力迟钝、疲倦、混乱、恶心，甚至出现抽搐和昏迷。当空腹血糖超过一定的界限值时，往往考虑患糖尿病的可能性。总之，血糖浓度保持稳定，是细胞进行正常代谢、维持器官正常功能的重要条件之一。特别是脑组织对血糖的浓度要求更高。血糖浓度的高低取决于血糖的来源和去路的相对速度，其速度的调控靠体内神经、激素以及某些器官组织细胞的功能性协调作用（图3-1）。

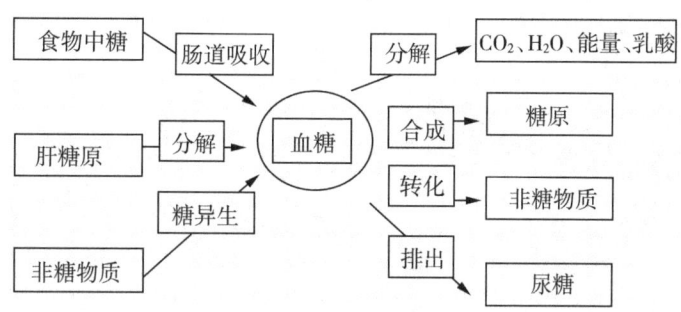

图3-1 血糖的来源与去路

（吴晓敏）

第四节 碳水化合物的食物来源

谷类食物在中国人膳食结构中占有非常重要的地位。2002年我国居民营养与健康情况调查结果显示，谷类食物的比重有所下降。2010—2012年中国居民营养状况监测结果，我国居民平均每标准人日粮谷类食物摄入量为338.3g，其中大米及其制品为178.4g，面及其制品为143.1g，其他谷类为16.8g，10年来趋于稳定。2010—2012年中国居民营养状况监测结果，我国居民平均每标准人日碳水化合物摄入量为302.1g，城市为261.3g，农村为341.3g，过去20年，我国居民碳水化合物摄入量呈下降趋势，近10年下降速度减缓。

中国营养学会新修订的2013版的DRIs给出我国成年居民的碳水化合物摄入量的AMDR为占总热能的50%~65%，日需要量大约是300g复合碳水化合物。美国FDA提倡每人纤维摄入量为25g/d，WHO建议为27~40g/d。

碳水化合物的主要来源为谷类、根茎类、豆类和其他植物性食物（如硬果、水果和蔬菜）。谷类含碳水化合物为70%~80%，根茎类为15%~25%，豆类为21%~60%。

（胡瑶菌）

第四章 脂类

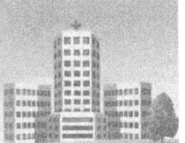

脂类（lipids）是人体必需的一类宏量营养素。营养学上重要的脂类包括脂肪（triglycerides）、磷脂（phospholipids）和固醇（sterols）类。脂肪是人体能量的主要来源，也是人体最重要的体成分和能量的贮存形式。磷脂固醇类又合称为类脂（lipoids）。磷脂是生物膜脂质双层的基本骨架，胆固醇富含于脑和神经系统，是合成维生素 D_3、胆汁酸、固醇类激素的前体。食物中的脂类95%是三酰甘油，5%是其他脂类；人体贮存的脂类中，三酰甘油高达99%。脂类，不仅易溶解于有机溶剂，而且可溶解其他脂溶性物质和脂溶性维生素。

第一节 脂类的结构及其功能

一、脂肪

（一）结构

脂肪（fat）又称三酰甘油，每个脂肪分子是由三个分子脂肪酸与一分子的甘油酯化而成的。自然界因脂肪酸种类的差异有无数种的三酰甘油。三酰甘油也因其所含脂肪酸碳链的长短、饱和程度和空间结构不同而呈现不同的特性和功能。

（二）生理功能

1. 供能和储能　1g脂肪在体内彻底氧化可产生37.7kJ（9kcal）的能量，比1g蛋白质或1g碳水化合物高一倍多。成年人脂肪占体重的14%～20%，肥胖者可达30%～60%。据研究，安静状态下空腹的成年人，维持其所需的能量，大约25%来自游离脂肪酸，15%来自葡萄糖代谢，其余由内源性脂肪提供。

体内脂肪细胞的贮存和供应能量有两个特点：一是脂肪细胞不断地贮存脂肪，至今未发现其吸收脂肪的上限，所以人体脂肪可以不断累积，导致身体愈来愈胖，肥胖者脂肪细胞可能比瘦人的大好多倍；二是机体不能利用脂肪酸分解的二碳的化合物合成葡萄糖，所以脂肪不能给脑和神经细胞及血细胞供能，节食就可能导致机体分解蛋白质，通过糖异生保证血糖水平。

临床肠外营养制剂中脂肪乳剂占有重要的地位。因为脂肪在代谢时可产生大量热能，并能满足成人每日能量需要的20%～50%。给婴儿输注脂肪乳剂尤为有益。因婴儿所需能量的一半左右通常由脂肪代谢来满足。脂肪是完全肠外营养时能量的主要来源。此外，临床长时间以葡萄糖和氨基酸提供营养时，可发生必需脂肪酸的缺乏。如补给脂肪乳剂后，必需脂肪酸的缺乏可得到纠正。

2. 内分泌作用　脂肪组织内分泌功能的发现是近年来内分泌领域的重大进展之一，也是人们进一步认识脂肪组织作用的新起点。脂肪组织分泌一系列因子，如瘦素、肿瘤坏死因子、白细胞介素、雌激素、胰岛素样生长因子、脂联素等参与机体代谢、免疫、生长发育等生理过程。

3. 其他功能　脂肪可维持体温恒定，还有抵御寒冷的作用。存在于器官组织间的脂肪组织，使器官与器官间减少摩擦，保护机体免受损伤。

二、类脂

类脂包括磷脂、固醇及其酯。

（一）磷脂（phospholipid）

磷脂是指三酰甘油中的一个和两个脂肪酸被含磷酸的其他基团所取代的一类脂类物质。其中最重要的磷脂是卵磷脂（lecithin）——磷脂酰胆碱。其次还有脑磷脂（磷脂酰乙醇胺）、鞘磷脂、神经磷脂等。

磷脂可以提供热能，更重要的是作为细胞膜的构成成分。帮助脂溶性维生素、激素等顺利通过细胞膜，促进细胞内外物质交换。磷脂缺乏会造成细胞膜结构受损，出现毛细血管脆性增加和通透性增加，皮肤细胞对水的通透性增高而引起水代谢紊乱，产生皮疹等。

（二）固醇类（sterols）

固醇类是一类含有多个环状结构的脂类化合物。包括动物固醇和植物固醇，最重要的固醇是胆固醇。

1. 胆固醇　胆固醇是细胞膜的重要成分，人体90%的胆固醇存在于细胞内。人体内许多活性物质，如胆汁、性激素、肾上腺素和维生素D等都是以胆固醇为原料来合成的。体内胆固醇可来源于膳食及自身肝脏的合成，过多摄入的胆固醇可反馈地抑制肝脏合成。但这种反馈调节并不完善，故膳食胆固醇摄入过多时仍可使血中胆固醇含量升高。

2. 植物固醇（phytosterols）　植物固醇是存在于植物性食品中分子结构与胆固醇相似的化合物，属于植物甾醇类。与胆固醇不同的是，植物固醇在侧链上还有额外的甲基或乙基基团。常见的植物固醇有β-谷固醇、菜固醇和豆固醇。植物固醇可以干扰肠道对膳食中胆固醇和胆汁中胆固醇的吸收，因此，具有降低人和动物血清胆固醇的作用。植物固醇主要来源是植物油、种子和坚果等食品，30g玉米油中可获得286mg的植物固醇，这样的摄入量可以表现出降低胆固醇吸收的生物活性。

（孙　庆）

第二节　脂肪酸

脂肪酸（fatty acid，FA）是脂类的关键部分。脂肪酸的基本分子式为$CH_3[CH_2]_nCOOH$。式中n的数目大部分为2~24个，基本上是偶数碳原子。脂肪酸的命名和表达方式可以用碳的数目和不饱和双键的数目来表示。例如棕榈酸为16个碳的饱和脂肪酸，故用$C_{16:0}$表示。目前已知存在于自然界的脂肪酸有40多种。

一、脂肪酸的分类

(一) 按脂肪酸碳链的长短分类

组成脂肪酸烃链的碳原子数目不等，含 14~24C 的脂肪酸为长链脂肪酸（long-chain fatty acid, LCFA）；8~12C 的为中链脂肪酸（medium-chain fatty acid, MCFA）；短链脂肪酸（short-chain fatty acid, SCFA）含 6C 以下。

(二) 按其饱和程度分类

脂肪酸烃链上可以有双键存在，数目为 1~5 个，甚至更多。零双键的脂肪酸为饱和脂肪酸（saturated fatty acid, SFA）；一个双键的为单不饱和脂肪酸（monounsaturated fatty acid, MUFA），如油酸；两个或两个以上双键的脂肪酸为多不饱和脂肪酸（polyunsaturated fatty acid, PUFA），如亚油酸、亚麻酸等。

(三) 按其空间结构分类

脂肪酸按空间构型有顺式和反式两种。两者互为异构体，顺式脂肪酸（cis-fatty acid）的氢原子在碳双键的同侧，反式脂肪酸（trans-fatty acid, TFA）的氢原子却在碳双键的不同侧，见图 4-1。在自然状态下，大多数的脂肪酸为顺式，在油脂的氢化过程和高温加热条件下，一些不饱和脂肪酸由顺式转化为反式。

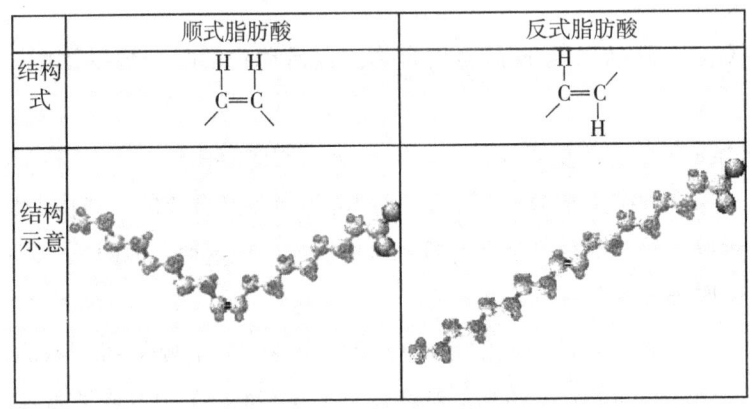

图 4-1 顺式和反式脂肪酸的结构式和示意图

(四) 按第一个双键离甲基端的位置分类

脂肪酸是一个含不等碳原子数目的脂肪族羧酸，其中一端为甲基端，另一端为羧基端，按照第一个双键离甲基端的位置分为 n-3 族、n-6 族和 n-9 族等。

(五) 按人体需要分类

人不能合成的脂肪酸或合成量不能满足自身需要的脂肪酸为必需脂肪酸，其他的脂肪酸为非必需脂肪酸。

二、必需脂肪酸

人可以利用糖、脂肪和蛋白质来合成所需的绝大部分脂肪酸，但有两个脂肪酸例外：n-6 系列中的亚油酸（linoleic acid, $C_{18:2}$, n-6）和 n-3 系列中的 α-亚麻酸（alpha-linolenic acid, $C_{18:3}$, n-3）是人体不能合成，必须由食物供给，且人体又必不可少的脂肪酸，因此它们是必需脂肪酸（essential fatty acid，EFA)。

必需脂肪酸的功能有：①是合成前列腺素（prostaglandins，PG)、血栓素（TXA）以及白三烯（LT）等体内活性物质的原料。这些活性物质参与炎症发生、平滑肌收缩、血小板凝聚、免疫反应等多种过程。近年来研究认为 EFA 有减少血栓形成和血小板聚集的趋势，可能与其作为前列腺素和凝血素的前体有关。EFA 缺乏可致皮肤湿疹样病变、脱发、婴儿生长发育迟缓等。②合成磷脂与胆固醇酯化的必需原料，有利于脂质的利用和代谢。③参与生物膜的结构，是膜磷脂具有流动特性的物质基础，对膜的生物功能具有重要意义。

三、饱和脂肪酸

饱和脂肪酸多存在于动物脂肪及乳脂中，这些食物也富含胆固醇。故进食较多的饱和脂肪酸也必然进食较多的胆固醇。实验研究发现，进食大量饱和脂肪酸后肝脏的 3 - 羟基 - 3 - 甲基戊二酰辅酶 A（HMG - CoA）还原酶的活性增高，使胆固醇合成增加，所以饱和脂肪酸被认为是膳食中使血液中胆固醇升高的主要脂肪酸。棕榈酸（$C_{16:0}$)、豆蔻酸（$C_{14:0}$）和月桂酸（$C_{12:0}$）升高血清胆固醇的作用较强，依次为棕榈酸＞豆蔻酸＞月桂酸。小于 10 个碳原子和大于 18 碳原子的饱和脂肪酸几乎不会升高血液胆固醇。但因饱和脂肪酸不易被氧化产生有害的氧化物、过氧化物等，一定量的饱和脂肪酸还有利于 HDL 的形成，因此人体不应该完全限制饱和脂肪酸的摄入。少数的几种植物油中也富含饱和脂肪酸，如椰子油、棉籽油和可可油等。

四、单不饱和脂肪酸

单不饱和脂肪酸的代表是油酸（oleic acid，$C_{18:1}$，n-9)，茶油和橄榄油中油酸含量达 80% 以上，棕榈油中含量也较高，约为 40%。Keys 等在 7 个国家心血管的流行病学调查中发现，在地中海地区的一些国家，其居民每日摄入的脂肪量很高，供能比达 40%，但其冠心病发病率和血胆固醇水平皆远低于欧美国家，究其原因，发现该地区居民的食用油脂主要为富含油酸的橄榄油。

据多数研究报道，单不饱和脂肪酸降低血胆固醇、三酰甘油和低密度脂蛋白胆固醇（LDL - C）的作用与多不饱和脂肪酸相近。但大量摄入亚油酸在降低 LDL - C 的同时，高密度脂蛋白胆固醇（HDL - C）也降低，而大量摄入油酸则无此情况。同时单不饱和脂肪酸不具有多不饱和脂肪酸潜在的不良作用，如促进机体脂质过氧化、促进化学致癌作用和抑制机体的免疫功能等。所以为了降低膳食饱和脂肪酸，以单不饱和脂肪酸取代部分饱和脂肪酸有重要意义。

五、长链多不饱和脂肪酸

长链多不饱和脂肪酸是指在 14~26C 之间，含有多个顺式不饱和双键的脂肪酸，包括花生四烯酸（arachidonic acid，AA，$C_{20:4}$，n-6)、二十碳五烯酸（eicosapentaenoic acid，EPA，$C_{20:5}$，n-3）和二十二碳六烯酸（docosahexaenoic acid，DHA，$C_{22:6}$，n-3)。这些脂肪酸具有必需脂肪酸的功能。因在体内可以利用亚油酸和 α - 亚麻酸来合成，所以不能说它们是必需脂肪酸。

（一）长链多不饱和脂肪酸的体内合成

机体可以利用母体脂肪酸合成更长链的脂肪酸，这种碳链延长作用只能在同系列脂肪酸内部完成。机体在利用两种必需脂肪酸合成其他多不饱和脂肪酸时，使用同一系列的酶，由于竞争抑制作用，这一过程较为缓慢，因此，从食物中直接获得长链多不饱和脂肪酸是最为有效的途径。图 4 - 2 是 n - 3 和

n-6长链脂肪酸的合成过程。

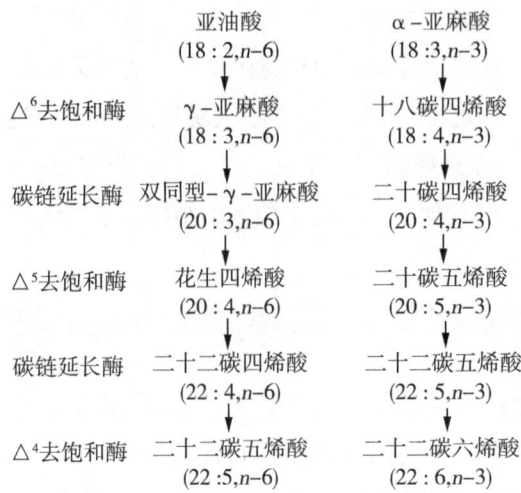

图4-2 体内多不饱和脂肪酸（n-3，n-6类）合成途径

（二）n-6系长链脂肪酸

n-6系脂肪酸的代表是亚油酸和花生四烯酸。这类脂肪酸广泛存在于植物油中，来源相当丰富。功能有以下几个方面：①亚油酸具有降低血液胆固醇和LDL-C的作用，效果基本同油酸，缺点是大剂量亚油酸会使血HDL-C下降。②n-6多不饱和脂肪酸是特殊脂类（磷脂）的组成成分，能维持细胞膜的结构完整和最佳不饱和水平，保证皮肤健康。③花生四烯酸是形成类花生酸的重要前体物质，花生四烯酸缺乏时皮肤易感染、伤口愈合减慢与此有关。④花生四烯酸及衍生的PG_2具有促进生长和发育作用，这与类花生酸调节下丘脑和脑垂体激素释放有关。

（三）n-3系列长链脂肪酸

α亚麻酸是n-3系脂肪酸的母体，它的碳链被延长为更长链的多不饱和脂肪酸，如EPA和DHA。少数的植物油和鱼油是n-3族脂肪酸的主要食物资源。新的研究发现，n-3系列脂肪酸不但对正常生长发育是不可缺少的，而且在冠心病、高血压、关节炎、其他炎症和自身免疫性疾病及肿瘤防治中发挥重要作用：①免疫调节和抗炎作用，临床上尝试用于治疗关节炎。②对癌症的影响，流行病学和实验研究都显示n-3系脂肪酸对肿瘤细胞具有抑制作用，并具有改善患者恶病质、控制肿瘤转移、增强抗癌药物疗效的作用。③长链多不饱和脂肪酸在脑和视网膜的发育上有突出功能，其中DHA和花生四烯酸一样是影响儿童智力和视敏度的重要物质。④降低血脂，n-3系脂肪酸与亚油酸和油酸一样，能降低血液总胆固醇和LDL，但它不会引起HDL的下降，甚至反而能升高HDL。它还可以阻碍三酰甘油掺入到肝的VLDL中，导致分泌到血液循环中的三酰甘油减少。此外，n-3系脂肪酸对高血压患者来说具有降压作用，且呈剂量效应关系。⑤调控脂肪代谢基因的作用，多不饱和脂肪酸特别是n-3系脂肪酸通过向上调节脂质氧化与向下调节脂质合成的作用抑制脂类的合成。其结果代谢综合征得到改善，患心脏病的危险性降低。

不饱和脂肪酸对人体健康虽然有很多益处，但易产生脂质过氧化反应，因而产生自由基和活性氧等物质，对细胞和组织会造成一定的损伤。因此考虑脂肪需要量时，必须注意饱和脂肪酸、单不饱和脂肪酸、多不饱和脂肪酸，以及n-3和n-6脂肪酸、必需脂肪酸的合适比例。

六、中、短链脂肪酸

(一) 中链脂肪酸 (medium-chain fatty acid, MCFA)

碳原子数在 8~12 个之间，食物中有一定含量，像椰子油中含 13.9%，棕榈油含 71%，牛乳及制品含 4.0%~4.7%，人乳含有 1.5%~2.9%。中链脂肪酸因其特有的营养学特点，目前受到越来越多的关注。中链脂肪酸油脂具有水溶性较好，不需要胆汁乳化，可直接被小肠吸收；吸收后无须形成乳糜微粒，可由门静脉直接进入肝脏；在细胞内可快速氧化产生能量，代谢中可直接消耗 80%~35% 能量不等；极少再合成三酰甘油、胆固醇，不在体内蓄积和提高血胆固醇水平等特点。所以此类脂肪在特殊食品生产（如运动员食品）和临床上（用来治疗高脂蛋白血症，急性和慢性肾功能不全以及因长链脂肪循环、吸收及黏膜代谢失常而引起的腹泻等）开始受到重视。

但是，中链脂肪酸氧化产生的酮体较多，过多使用可引起恶心、面部潮红、血栓静脉炎、脑电图改变等。一般来说，适量使用并与长链脂肪酸同时使用较好。

(二) 短链脂肪酸 (short-chain fatty acid, SCFA)

碳原子数在 6 个以下。短链脂肪酸主要包括乙酸、丙酸、丁酸等。人体内短链脂肪酸主要来源于食物中的膳食纤维、抗性淀粉、低聚糖和糖醇等在结肠被肠道微生物发酵的产物。

目前认为短链脂肪酸具有以下作用：提供机体能量；促进细胞膜脂类物质合成；可预防和治疗溃疡性结肠炎；可预防结肠肿瘤；对内源性胆固醇的合成有抑制作用。在上述作用中，丁酸的作用最重要，其次是丙酸。目前，短链脂肪酸在临床上已有一定的应用。

七、反式脂肪酸

反式脂肪酸不是天然产物，主要是油脂氢化和高温加热（>220℃）产生，如人造黄油和高温油炸食物。油脂在氢化和高温加热过程中某些天然存在的顺式双键转变为反式构型。人体摄入这些食物后，其中的反式脂肪酸或被氧化掉，或掺和到结构脂类中去。反式脂肪酸摄入过多可使血液中 LDL-C 上升，HDL-C 下降，增加了患动脉粥样硬化和冠心病的危险性。美国心脏学会新公布的饮食指导标准中规定，食物中反式脂肪酸含量必须低于总热量的 1%。

人造奶油（黄油）是植物油经氢化饱和后制得的，其中仍有一些未被饱和的不饱和脂肪酸，其结构可由顺式变为反式结构，其中反式脂肪酸的含量可以占总脂肪的 5%~45%。人造奶油的食品有西式糕点、巧克力派、咖啡伴侣、热巧克力等。一般在商品包装上标注为人工黄油（奶油）、人造植物黄油（奶油）、人造脂肪、氢化油、起酥油或植脂末等不同名称。

（陈玉萍）

第三节 脂类的消化吸收和代谢

一、消化吸收

膳食中的脂类主要是三酰甘油，少量的磷脂和固醇。机体每天大约从胃肠道吸收 50~100g 三酰甘油，4~8g 的磷脂，300~450mg 的胆固醇。成人胃液酸性强，含脂肪酶甚少，故脂肪在成人胃内几乎不能消化。胃的蠕动促使食入的脂肪被磷脂乳化呈分散在水相内的细小油珠而排入小肠腔内，然后即与肝脏分泌的磷脂、胆固醇复合体结合成胆汁酸盐微团。小肠蠕动使微团中的脂肪油珠乳化成脂肪小滴，增加了酶与脂肪分子的接触面，然后被激活的胰脂肪酶水解为甘油和脂肪酸。食入的三酰甘油约70%被水解为单酰甘油和两分子脂肪酸；其余约20%的三酰甘油被小肠黏膜细胞分泌的肠脂肪酶继续水解为脂肪酸和甘油，未被消化的少量脂肪则随胆汁酸盐由粪便排出。

通常食物中的油脂皆为由长链脂肪酸组成的三酰甘油，主要为16C和18C的脂肪酸。16C和18C以及其他长链脂肪酸代谢时必须在小肠黏膜细胞内重新合成三酰甘油，然后以乳糜微粒（CM）的形式经淋巴从胸导管进入血液循环。而中链脂肪酸（8～12C）组成的三酰甘油则可不经消化、不需胆盐即可完整地被吸收到小肠黏膜细胞的绒毛上皮或进入细胞，催化其分解的是细胞内的脂酶，而不是分泌到肠腔的胰脂酶。最后，产生的中链脂肪酸不重新酯化，亦不以乳糜微粒形式分泌入淋巴，而是以脂肪酸形式直接扩散进入门静脉，与血浆清蛋白呈物理性结合，并以脂肪酸形式由门脉循环直接输送而工作。

二、脂类的转运

由于脂类不溶于或微溶于水，因此无论是外源性还是内源性脂类必须形成溶解度较大的脂蛋白复合体，才能在血液循环中运送到其他组织被利用或至脂肪组织储存。脂蛋白复合体有乳糜微粒（chylomicrons，CM）、极低密度脂蛋白（very low density lipoprotein，VLDL）、低密度脂蛋白（low density lipoprotein，LDL）、高密度脂蛋白（high density lipoprotein，HDL）。已知CM是将膳食中的三酰甘油运往肝脏和其他组织，VLDL是将肝脏合成的三酰甘油与其他脂类物质运输到体细胞以便利用。当VLDL将自己的大部分脂肪给予体细胞后与胆固醇形成了LDL。HDL可将胆固醇从体细胞运输到肝脏降解。LDL和HDL的载体蛋白都是在肝脏中制造的，虽然两者同样都可携带大量的胆固醇，但血液中LDL浓度升高是心脏病最可能发作的信号，而HDL浓度升高则意味着心脏病发作的危险性比较低。

三、利用

1g脂肪氧化可以产生9kcal的能量。贮存于脂肪细胞中的三酰甘油在激素敏感脂肪酶（hormone sensitive triglyceride lipase，HSL）的催化下水解并释放出脂肪酸，供给全身各组织细胞摄取利用。此过程称为脂肪动员。肝和肌肉是进行脂肪酸氧化最活跃的组织，其最主要的氧化形式是β-氧化。此过程可分为活化、转移、β-氧化三个阶段。

（刘　彦）

第四节　人体脂营养状况评价

人体脂营养状况评价通过体格测量、测定血脂及红细胞膜磷脂脂肪酸的构成而进行。

一、体格测量

1. 体质指数（body mass index，BMI）　是由体重结合身高派生出来的评价人体体格的常用指标，被认为能较好地反映人体体型胖瘦，加上测定方法便捷、直观而被广泛采用。

2. 腰围　反映内脏脂肪的多少，中国男性腰围等于大于90cm，女性腰围等于大于85cm为中心性肥胖。

3. 体脂含量　体脂含量是评价体脂的直观指标。用双能 X 线设备和技术，能灵敏和准确地测定出体脂含量。

二、血脂测定

血脂是反映人体脂肪代谢的最重要指标。通常包括 TC、TG、HDL‑C、LDL‑C 四项。

三、红细胞膜磷脂脂肪酸的构成

提取红细胞膜，用高效液相色谱法或气相色谱法测定其膜中各种脂肪酸。

（唐利文）

第五节　食物来源

人类膳食脂类主要来源于动物和植物的脂肪，动物脂肪含饱和脂肪酸和单不饱和脂肪酸相对较多，饱和脂肪酸含量达 40%~60%，单不饱和脂肪酸含量达 30%~50%，同时胆固醇也较多，而多不饱和脂肪酸较少。植物油中主要含多不饱和脂肪酸和必需脂肪酸，多不饱和脂肪酸达 80%~90%，饱和脂肪酸只有 10%~20%，不含胆固醇。亚油酸普遍存在于植物油中，亚麻酸只在紫苏籽油、亚麻籽油、豆油中存在，鱼贝类含 EPA 和 DHA 相对较多。含磷脂较多的食物主要有蛋黄、瘦肉、肝、肾等动物内脏，尤其蛋黄含卵磷脂最多，达 9.4%。除动物性食物外，植物性食物大豆含量也很丰富，磷脂含量可达到 1.5%~3.0%，其他植物种子如向日葵、亚麻籽、芝麻等中也有一定含量。大豆磷脂在保护细胞膜、延缓衰老、降血脂、防治脂肪肝等方面具有良好的效果。含胆固醇丰富的食物是动物脑、肝、肾等内脏和蛋类，肉类和奶类也含有一定量的胆固醇。

脂肪摄入过多，可导致肥胖、心血管疾病、高血压和某些癌症发病率升高。所以限制和降低脂肪的摄入已成为发达国家和我国预防此类疾病发生的重要措施。

（唐利文）

第五章 维生素

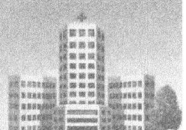

维生素（vitamins）是维持机体正常生理功能及细胞内特异代谢反应所必需的一类微量低分子有机化合物。大多数的维生素都不能在体内合成，而必须由食物供给。虽然维生素每日的需要量很少，仅以毫克或者微克计，但在调节物质代谢和能量代谢过程中起着重要的作用。根据维生素溶解性的不同，可以分为脂溶性维生素和水溶性维生素。

第一节 脂溶性维生素

脂溶性维生素（fat-soluble vitamins）包括维生素 A、D、E、K，不溶于水而溶于脂肪及有机溶剂（如苯、乙醚及氯仿等）。脂溶性维生素在食物中常与脂类共存，其吸收与肠道中的脂类密切相关。脂溶性维生素可储存于体内，摄取过多时容易引起中毒，缺乏时缓慢出现症状。

一、维生素A

维生素 A 类（vitamin A）是指含有视黄醇（retinol）结构，并具有其生物活性的一大类物质。维生素 A 和维生素 A 原如类胡萝卜素（carotenoids）都对热和碱稳定，但易被氧化和受紫外线破坏。当食物中含有磷脂、维生素 E、维生素 C 和其他抗氧化剂时，视黄醇和胡萝卜素较为稳定，脂肪酸败可引起严重破坏。

（一）生理功能

1. 维持正常视觉　视网膜上的感光物质视紫红质，由 11-顺式视黄醛与视蛋白结合而成，为维持暗视觉功能所必需。

2. 维持上皮的正常生长与分化　维生素 A 在糖蛋白合成中发挥了重要作用，可稳定上皮细胞的细胞膜，对维持皮肤、消化道、呼吸道及泌尿生殖道等上皮组织的形态和功能具有重要作用。

3. 促进生长发育　维生素 A 参与细胞的 RNA、DNA 合成，对细胞分化、组织更新有一定影响。

4. 抑癌作用　维生素 A 或其衍生物（如 5,6-环氧视黄酸，1,3-顺式视黄酸）有抑癌防癌作用，这与它们能促进上皮细胞的正常分化有关，也与阻止肿瘤形成的抗启动基因的活性有关。类胡萝卜素的抑癌作用比维生素 A 更受人们重视，可能与其抗氧化作用有关。

5. 维持机体正常免疫功能　维生素 A 可调节机体的细胞免疫和体液免疫功能，而且维生素 A 可维持上皮组织完整和正常分化，也有利于抵抗外来致病因子的入侵。

（二）缺乏与过量

维生素 A 缺乏最早的症状是暗适应能力（dark adaptation）下降，严重者可致夜盲症（night blindness）。维生素 A 缺乏最明显的一个结果是眼干燥症，患者眼结膜和角膜上皮组织变性、泪腺分泌减少，可发生结膜皱纹、失去正常光泽、混浊、变厚、变硬，角膜基质水肿、表面粗糙混浊、软化、溃疡、糜烂；患者常感眼睛干燥、怕光、流泪、发炎、疼痛，发展下去可致失明。

维生素 A 缺乏除了引起眼部症状外，还会引起机体不同组织上皮干燥、增生及角化，以至出现各种症状。比如，皮脂腺及汗腺角化，出现皮肤干燥，在毛囊周围角化过度，发生毛囊丘疹与毛发脱落，多见于上、下肢的伸侧面，以后向臀部、腹部、背部、颈部蔓延；呼吸、消化、泌尿、生殖上皮细胞角化变性，破坏其完整性，容易遭受细菌侵入，引起感染。

摄入大剂量维生素 A 可引起急性毒性、慢性毒性及致畸毒性。急性中毒见于一次或多次连续摄入大量的维生素 A［成人大于推荐摄入量（RNI）的 100 倍，儿童大于 RNI 的 20 倍］，表现为嗜睡或兴奋、头痛、呕吐等高颅压症状。慢性中毒比急性中毒常见，维生素 A 使用量为其 RNI 的 10 倍以上可出现头痛、食欲降低、肝大、肌肉疼痛或僵硬、皮肤干燥瘙痒、呕吐、昏迷等慢性中毒症状。孕期维生素 A 过量摄入可导致胚胎吸收、流产和出生缺陷。维生素 A 过量大多数是由于大量摄入了维生素 A 浓缩制剂，或食用了狗肝和鲨鱼肝等维生素 A 含量特别高的食物。

（三）营养状况鉴定

维生素 A 营养状况应根据生化指标、临床表现，结合生理情况、膳食摄入情况综合予以判定。常用检查方法如下。

1. 血清维生素 A 水平　成人血清维生素 A 水平正常范围为 $1.5\sim3\mu mol/L$。由于维生素 A 储存降低者血清水平可能正常，所以不能作为维生素 A 营养充足的标准。

2. 改进的相对剂量反应试验　受试者按每 kg 体重 $0.35\mu mol$（或 $100\mu g$）剂量口服 3,4-二脱氢醋酸视黄酯油剂，服用后 5 小时取血一次，脱氢视黄醇和血清视黄醇之克分子比例大于 0.06 指示维生素 A 缺乏，低于 0.03 指示维生素 A 充足。

3. 暗适应功能测定　需要事先让 10 名健康人摄入 10 000U 维生素 A 连续 7 天，然后测定暗适应时间，以 95% 上限值作为正常值。但是有眼部疾患、血糖过低和睡眠不足者暗适应功能也降低，此法不能真实反映他们的维生素 A 营养水平。

4. 眼部症状检查　WHO 将维生素 A 缺乏的眼部症状予以分类，其中角膜干燥、溃疡、角化定为诊断维生素 A 缺乏有效的体征，毕脱氏斑用于少儿。

5. 其他　如血浆视黄醇结合蛋白可较好地反映维生素 A 营养水平。而近年来发展起来的稳定同位素稀释实验可了解机体维生素 A 的储存状态及动态平衡，可全面评价机体维生素 A 营养状况。

（四）食物来源与供给量

维生素 A 最好的来源是各种动物肝脏、鱼肝油、鱼卵、全奶、奶油、奶酪及蛋黄等。维生素 A 原的良好来源是深色蔬菜和水果，如冬苋菜、菠菜、苜蓿、空心菜、莴笋叶、芹菜叶、胡萝卜、豌豆苗、红心红薯、辣椒、南瓜、胡萝卜、马铃薯和芒果、杏、西红柿等。

膳食中具有视黄醇活性的物质采用视黄醇活性当量来表示，包括已形成的维生素 A 和维生素 A 原。采用 RAE 表示膳食维生素 A 原类胡萝卜素的维生素 A 活性时，所得数值仅为原使用的视黄醇当量的一半。计算公式如下：

视黄醇当量（μgRE）=视黄醇（μg）+β-胡萝卜素（μg）×0.167+其他维生素A原（μg）×0.084

视黄醇活性当量（μgRAE）=视黄醇（μg）+β-胡萝卜素（μg）×0.084+其他维生素A原（μg）×0.042

1U 维生素A活性=0.3μg 全反式视黄醇=0.3μg RAE

根据中国营养学会制定的 DRIs，我国成人维生素A的RNI为男性800μg RAE/d，女性700μg RAE/d；UL成人为3 000μg RAE/d。孕妇从孕中期开始增加70μg RAE/d，乳母增加600μg RAE/d，UL均为3 000μg RAE/d。7~11岁、11~14岁、14~17岁儿童青少年UL分别为1 500μg RAE/d、2 100μg RAE/d 和 2 700μg RAE/d。

除膳食来源之外，维生素A补充剂也可适当使用。现在市场上有强化维生素A的强化食品，如强化维生素A、D的牛奶或者奶粉，也可以在面粉制品或者糖果中补充维生素A。市场上还有强化维生素A的植物油，为大豆色拉油，每公斤含维生素A（醋酸视黄酯）4 000~8 000μg。

二、维生素D

维生素D类（vitamin D，calciferol）是指含环戊氢烯菲环结构，并具有钙化醇生物活性的一大类物质，以维生素D_2（ergocalciferol，麦角钙化醇）及维生素D_3（cholecalciferol，胆钙化醇）最为常见。维生素D_3是白色晶体，溶于脂肪和有机溶剂，在中性和碱性溶液中耐热，不易被氧化，但在酸性溶液中则逐渐分解。故通常的烹调加工不会引起维生素D的损失；但脂肪酸败可引起维生素D破坏。过量辐射线照射，可形成具有毒性的化合物。

（一）生理功能

维生素D的基本生理功能是维持细胞内、外钙浓度，调节钙磷代谢等功能。

1. 促进小肠钙吸收。

2. 促进肾小管对钙、磷的重吸收，减少丢失。

3. 对骨细胞呈现多种作用　在血钙降低时，它将储存在骨组织中的钙和磷动员出来进入血液，还能诱导肝细胞、单核细胞变为成熟的破骨细胞。

4. 调节基因转录作用　$1,25-(OH)_2-D_3$通过调节基因转录和一种独立信息转导途径来启动生物学效应。已经证明具有调节基因转录作用的维生素D核受体靶器官包括肠、肾、骨、胰、垂体、乳房、胎盘、造血组织、皮肤及各种来源的癌细胞等。

5. 通过维生素D内分泌系统调节血钙平衡　目前已确认存在维生素D内分泌系统，其主要的调节因子是$1,25-(OH)_2-D_3$、甲状旁腺激素及血清钙和磷的浓度。$1,25-(OH)_2-D_3$是受低血钙引起的甲状旁腺激素上升的刺激而产生的，肾脏将$25-(OH)-D_3$羟化为$24R,25-(OH)_2-D_3$的过程是受高血钙引起的甲状旁腺激素下降的刺激而产生的。当血钙降低时，甲状旁腺激素升高，$1,25-(OH)_2-D_3$增多，通过其对小肠、肾、骨等靶器官的作用以增高血钙水平；当血钙过高时，甲状旁腺激素下降，降钙素产生增加，尿中钙、磷的排出量增加。

除上述功能外，近期有文献报道维生素D可能在预防或延缓2型糖尿病，降低大肠癌和乳腺癌发病率，预防或治疗自体免疫疾病和心血管病等多种疾病的发生和发展方面有一定的积极意义和功能。

（二）缺乏与过量

缺乏维生素D_3对儿童将引起佝偻病；对成人，尤其是孕母、乳母和老人，可使已成熟的骨骼脱钙而发生骨质软化症和骨质疏松症。

1. 佝偻病（rickets） 维生素 D 缺乏时，由于骨骼不能正常钙化，易引起生长迟滞和弯曲变形，如幼儿刚学会走路时，身体重量使下肢骨弯曲，形成"X"或"O"形腿。由于腹部肌肉发育不好，易使腹部膨出，胸骨外凸（"鸡胸"）。肋骨与肋软骨连接处形成"肋骨串珠"。囟门闭合延迟、骨盆变窄和脊柱弯曲。牙齿方面，出牙推迟，恒齿稀疏、凹陷、容易发生龋齿。

2. 骨质软化症（osteomalacia） 主要表现为肢骨、脊柱、胸廓及骨盆骨质软化、容易变形，孕妇、乳母和老人容易发生。

3. 骨质疏松症（osteoporosis） 主要表现为骨矿物质含量减少，骨质变松变薄，常导致脊椎骨压缩变形，髋部和前臂腕部骨折。骨质疏松症及其引起的骨折是威胁老年人健康的主要疾病之一。

4. 手足痉挛症（tetany） 表现为肌肉痉挛、小腿抽筋、惊厥等，在缺乏维生素 D、钙吸收不足、甲状旁腺功能失调或其他原因造成血钙水平降低时可引起。

维生素 D_3 的中毒剂量虽然尚未确定，但有报道幼童每天摄入维生素 D_3 仅 $45\mu g$（1 800U）可出现维生素 D 过多症的症状。在某些病例中，维生素 D 中毒量仅为 RNI 的 5 倍，表现为食欲缺乏、体重减轻、恶心、呕吐、腹泻、头痛、多尿、烦渴、发热，血清钙磷增高，以至发展成动脉、心肌、肺、肾、气管等软组织转移性钙化和肾结石。

（三）营养状况鉴定

用高效液相色谱法测定血浆中的 $25-OH-D_3$。$25-OH-D_3$ 正常值为 $20\sim150nmol/L$（$8\sim60ng/mL$）。如低于 20nmol/L，则为明显的维生素 D 缺乏。

血清 $1,25-(OH)_2-D_3$ 也可用竞争受体结合试验（competitive receptor binding assay）进行测定。

血清钙磷乘积、血清碱性磷酸酶活性也被用于判定佝偻病，但由于其结果受众多因素影响，并不被看作判定维生素 D 营养状况的良好指标。

（四）食物来源与供给量

维生素 D 主要存在于海水鱼（如沙丁鱼）、肝、蛋黄等动物性食品及鱼肝油制剂中。我国不少地区使用维生素 A、D 强化牛奶。

维生素 D 的供给量必须与钙、磷的供给量一起来考虑。在钙、磷供给量充足的条件下，婴幼儿、儿童、少年、成人、孕妇、乳母维生素 D 的 RNI 值为 $10\mu g/d$，65 岁以上的老人为 $15\mu g/d$。

三、维生素 E

维生素 E 类（vitamin E, tocopherol）是指含苯并二氢吡喃结构、具有 α-生育酚生物活性的一类物质。目前已知有四种生育酚（α-T，β-T，γ-T，δ-T）和四种生育三烯酚（α-TT，β-TT，γ-TT，δ-TT），其中 α-生育酚的生物活性最高。α-生育酚是黄色油状液体，对热及酸稳定，对碱不稳定，对氧十分敏感，油脂酸败加速维生素 E 的破坏。

（一）生理功能

1. 抗氧化作用 维生素 E 与超氧化物歧化酶、谷胱甘肽过氧化物酶一起构成体内抗氧化系统，保护生物膜上多不饱和脂肪酸、细胞骨架及其他蛋白质的巯基免受自由基攻击。在非酶抗氧化系统中维生素 E 也是重要的抗氧化剂。

2. 促进蛋白质更新合成 维生素 E 可促进某些酶蛋白的合成，降低分解代谢酶（如 DNA 酶、RNA

酶、肌酸激酶等）的活性。

3. 预防衰老　脂褐质是细胞内某些成分被氧化分解后的沉积物，随着年龄增长，体内脂褐质不断增加。补充维生素 E 可减少脂褐质形成，改善皮肤弹性，使性腺萎缩减轻，提高免疫能力。

4. 与动物的生殖功能和精子生成有关。

5. 调节血小板的黏附力和聚集作用。

（二）缺乏与过量

长期缺乏者血浆中维生素 E 浓度可降低，红细胞膜受损，红细胞寿命缩短，出现溶血性贫血（hemolytic anemia）。实验动物缺乏维生素 E 时，出现氧化磷酸化障碍，耗氧量增加，氧利用效率降低。肌肉中乳酸脱氢酶、谷草转氨酶、磷酸化酶激酶活性降低，而血浆中却有增加，这时可出现肌肉营养障碍，组织发生退行性病变、心血管系统损害、中枢神经系统变性。

最近学者们关注正常偏低的维生素 E 营养状况对动脉粥样硬化、癌（如肺癌、乳腺癌）、白内障以及其他老年退行性病变危险性的影响，流行病学研究结果表明，低维生素 E（及其他抗氧化剂）营养状况可能增加上述疾病的危险性。

在脂溶性维生素中，维生素 E 的毒性相对较小。有证据表明长期摄入 800～1 200mg/d 以上的维生素 E 有可能出现中毒症状，如视觉模糊、头痛、极度疲乏和凝血机制受损等。

（三）营养状况鉴定

1. 血清维生素 E 水平　用血清（浆）α-生育酚浓度可直接反映人体维生素 E 的储存情况。血浆生育酚浓度与血浆总脂浓度密切相关，故有人建议使用每克总血脂中的 α-生育酚水平作为评判标准。

2. 红细胞溶血试验　红细胞与 2%～2.4% H_2O_2 溶液保温后出现溶血，测得的血红蛋白量（H_1）占红细胞与蒸馏水保温后测得的血红蛋白量（H_2）的百分比可反映维生素 E 的营养状况（表 5-1）。

表 5-1　维生素 E 营养状况的评价

状况	血清维生素 E（μmol/L）	红细胞 H_2O_2 溶血试验（%）
缺乏	<12	>20
偏低	12～17	10～20
正常	>17	<10

（四）食物来源和供给量

维生素 E 在自然界中分布甚广，一般情况下不会缺乏。维生素 E 含量丰富的食品有植物油、麦胚、硬果、种子类、豆类及其他谷类，蛋类、鸡（鸭）肫、绿叶蔬菜中含有一定量，肉、鱼类动物性食品中含量较少。

维生素 E 的活性可用 α-生育酚当量（α-tocopherol equivalence，TE）来表示。根据 2013 年中国营养学会制定的 DRIs，我国成人维生素 E 的 AI（适宜摄入量）为 14mg α-TE/d，UL 为 700mg α-TE/d。维生素 E 的摄入量应该考虑多不饱和脂肪酸摄入量。一般每多摄入 1g 多不饱和脂肪酸，应多摄入 0.4mg 维生素 E。

四、维生素 K

天然维生素 K 有两种类型，植物来源的维生素 K 为维生素 K_1，又称叶绿醌（phylloquinone）。维生

素 K_2 可由细菌在肠道合成,又称甲萘醌（menaquinone）。维生素 K 对热稳定,但易遭受酸、碱、氧化剂和光（特别是紫外线）的破坏。

（一）生理功能

维生素 K 参与蛋白质中的谷氨酸的 γ 位置的羧化作用,这些 γ-羧基谷氨酸（Gla）参与钙离子结合,具 Gla 残基且对活性是必需的蛋白质统称 Gla-蛋白质。人体内,维生素 K 可调节以下 Gla-蛋白质的合成和功能。

1. 调节凝血蛋白质合成　维生素 K 是四种凝血因子（Ⅱ、Ⅶ、Ⅸ、Ⅹ）以及蛋白 C、S、Z 在肝内合成必不可少的物质,参与凝血过程。

2. 调节骨组织钙化和形成　成骨细胞合成的一种蛋白质——骨钙素（osteocalcin,BGP）依赖维生素 K 的 Gla 蛋白,可调节骨骼的钙化过程。

3. 其他　钙化的动脉粥样硬化的组织中发现了一种 Gla 蛋白,称为动脉粥样化钙蛋白（atherocalcin）,与动脉粥样硬化有关。

（二）缺乏与过量

维生素 K 广泛存在于各种食物中并且肠道可以合成,成人缺乏仅见于慢性胃肠疾病、控制饮食和长期服用抗生素的部分人群中。但是由于维生素 K 不能通过胎盘转运、新生儿肠道未建立正常菌群不能合成以及母乳中含量低等,新生儿是维生素 K 缺乏的敏感人群。维生素 K 缺乏影响凝血酶原合成,表现为凝血缺陷和出血。如果凝血酶原值低于 10%,就可表现为新生儿出血病（hemorrhagic disease of the newborn,HDN）。HDN 一般见于产后 1~7 天,表现为皮肤、胃肠道、胸腔内出血,严重时有颅内出血。迟发性出血见于产后 1~3 个月,除了上述表现,通常伴有吸收不良和肝脏疾病。

天然形式的维生素 K 一般不会引起中毒。但维生素 K 前体 2-甲基萘醌可引起婴儿溶血性贫血、高胆红素血症等,不用于维生素 K 缺乏的治疗。

（三）营养状况鉴定

除了病史和膳食史以及出血倾向的体格检查外,传统的方法是测定机体的凝血功能来评价维生素 K 的营养状况。近年可用高压液相色谱直接测定血浆叶绿醌水平,正常值为 0.3~2.6nmol/L。另外,血浆和尿液未羧化骨钙素和未羧化凝血酶原测定是评价维生素 K 营养状况的灵敏指标。

（四）食物来源和供给量

维生素 K 广泛分布于各种动物性和植物性食物中。奶酪、鱼肝油、动物肝脏、蛋黄、海藻、菠菜、甘蓝菜、莴苣、花椰菜、豌豆、香菜、豆油中含量丰富。母乳含量低,约 2μg/L。

中国营养学会 2013 年制定的 DRIs 中,成人维生素 K 的适宜摄入量（AI）为 80μg/d。

（刘璐玺）

第二节　水溶性维生素

水溶性维生素（water-soluble vitamins）包括 B 族维生素和维生素 C。水溶性维生素溶于水,不溶于脂肪及脂溶剂。其在体内没有非功能性单纯的储存形式,可以利用负荷试验对水溶性维生素的营养状况进行鉴定。水溶性维生素一般无毒性,缺乏时出现症状较快。

一、维生素 B_1

维生素 B_1 又称硫胺素（thiamin）或抗脚气病维生素。硫胺素略带酵母气味，易溶于水，微溶于乙醇。盐酸硫胺素为白色结晶，有特殊香味，在水中溶解度较大，在碱性溶液中加热极易分解破坏，而在酸性溶液中加热到120℃也不被破坏。氧化剂及还原剂均可使其失去作用，亚硫酸盐可使其分解成噻唑和嘧啶两部分。

（一）生理功能

维生素 B_1 以焦磷酸硫胺素（thiamine pyrophosphate，TPP）的形式作为体内 α-酮酸氧化脱羧反应和磷酸戊糖循环中转酮醇酶的辅酶参与碳水化合物和能量代谢。此外，维生素 B_1 可直接激活神经细胞的氯离子通道、控制神经传导的启动以及抑制胆碱酯酶等非辅酶功能。因此，维生素 B_1 在维持神经、肌肉特别是心肌的正常功能以及维持正常食欲、胃肠蠕动和消化液分泌方面有重要作用。

（二）缺乏与过量

维生素 B_1 缺乏主要损害神经系统和心血管系统。成人和婴幼儿均可发生。

1. 成人脚气病（adult beriberi） 初期症状表现为疲乏、淡漠、食欲差、恶心、忧郁、急躁、沮丧、腿麻木和心电图异常。根据临床症状可分为以下几型。

（1）干性脚气病（dry beriberi）：以多发性神经炎症为主，出现上行性周围神经炎，表现为指趾麻木、肌肉酸痛、压痛，尤以腓肠肌为甚。

（2）湿性脚气病（wet beriberi）：以心血管系统障碍为主，主要表现为下肢水肿和心脏症状。

（3）混合型脚气病：严重缺乏者可同时出现神经和心血管系统症状。

此外，少数患者在慢性缺乏（如长期酗酒）基础上发生急性严重缺乏可引起脑型脚气病，即"Wernicke-Korsakoff"综合征。

2. 婴幼儿脚气病（infantile beriberi） 多发于出生后2~5个月的婴儿中。发病急，早期表现为食欲缺乏、腹泻或便秘、心跳快、呼吸急促和困难；晚期出现发绀、水肿、心力衰竭和强直性痉挛，常在症状出现后1~2天后突然死亡。

多余的维生素 B_1 可以完全排出体外，不会贮留在人体中。每天服用超过5~10mg时，偶尔会出现发抖、疱疹、水肿、神经质、心跳加快及过敏症状。

（三）营养状况评价

1. 负荷试验 成人一次口服5mg硫胺素后，收集测定4小时尿中排出总量。以小于100μg 为缺乏，100~199μg 为不足，200μg 以上为正常。

2. 任意一次尿硫胺素与肌酐排出量的比值 用相当于含1g肌酐的尿中硫胺素排出量的多少反映机体的硫胺素营养状况，以尿维生素 B_1（μg）/尿肌酐（g）表示。成人以小于27判为缺乏，27~65为不足，66~129为正常。儿童、青少年的判定标准有所不同，应予以注意。

3. 红细胞转酮醇酶活力系数 TPP效应采用红细胞体外实验，测定加TPP和不加TPP时红细胞转酮醇酶活力，以两者之差占基础活性的百分率即ETK-AC或称TPP效应来表示硫胺素的营养状况。一般认为TPP大于16%为不足，大于25%为缺乏。

（四）食物来源和供给量

维生素 B_1 的食物来源主要有两方面，一是谷类的谷皮和胚芽、豆类、硬果和干酵母，糙米和带麸皮的面粉比精白米面中含量高。二是动物内脏（肝、肾）、瘦肉和蛋黄。

硫胺素的供给应与每日的能量供给量平衡，应该达到 0.5mg/4.2MJ（1 000kcal）。根据 2013 年 DRIs，我国居民的硫胺素 RNI 为成年男性 1.4mg/d，女性 1.2mg/d，未制定 UL 值。

二、维生素 B_2

维生素 B_2 又称核黄素（riboflavin），是黄色针状结晶，微溶于水，在酸性溶液中对热稳定，碱性环境中易于分解破坏。

（一）生理功能

维生素 B_2 在体内可转化为活性磷酸化代谢物黄素单核苷酸（FMN）和黄素腺嘌呤二核苷酸（FAD）。脂酰辅酶 A 脱氢酶、L-氨基酸氧化酶、琥珀酸脱氢酶、黄嘌呤氧化酶等都属于黄素酶。除了在呼吸链能量产生中发挥重要的作用外，还在氨基酸和脂肪氧化、嘌呤碱转化成尿酸、芳香族化合物的羟化、蛋白质与某些激素的合成以及体内铁的转运过程中发挥重要作用。

FAD 还是谷胱甘肽过氧化物酶的辅酶，因此也是体内抗氧化系统的成员。核黄素还可参与叶酸转化成各种辅酶及其储存于人体的过程。

（二）缺乏与过量

核黄素缺乏的症状主要表现在唇、舌、口腔黏膜和会阴皮肤处，故有"口腔-生殖综合征"之称。首先出现咽喉炎和口角炎，然后为舌炎、唇炎（红色剥脱唇）、面部脂溢性皮炎、躯干和四肢皮炎，随后出现贫血和神经系统症状。有些患者有明显的角膜血管增生和白内障形成，以及阴囊炎、阴道炎等。但是，舌炎、皮炎不是维生素 B_2 缺乏的特有症状，其他维生素缺乏也可出现皮炎。怀孕期间，尤其是胎儿形成的关键时期，如缺乏核黄素，胎儿也会出现唇裂、白内障等先天畸形。

维生素 B_2 在正常肾功能状况下几乎不产生毒性，大量服用时尿呈黄色。

（三）营养状况评价

1. 负荷试验　口服核黄素 5mg，测定服后 4 小时尿中排出量，小于 400μg 为缺乏，400～799μg 为不足，800～1 300μg 为正常，大于 1 300μg 为营养状况良好。

2. 任意一次尿核黄素/肌酐比值（μg/g）　以小于 27 为缺乏，27～79 为不足，80～269 为正常，大于 270 为充足。

3. 全血谷胱甘肽还原酶活力系数　在 CoA 饱和的溶血试样中加入一定量的底物谷胱甘肽，测定加与不加 FAD 时还原型谷胱甘肽的生成量，以二者的比值即 GR-AC 来作为评价维生素 B_2 营养状况的指标。当 GR-AC 小于 1.2 为正常，1.2～1.4 为不足，大于 1.4 为缺乏。

（四）食物来源及供给量

核黄素的良好来源主要是动物性食物，肝、肾、心、蛋黄、乳类尤为丰富。植物性食物中则以绿叶蔬菜如菠菜、韭菜、油菜及豆类含量较多，而粮谷类含量较低，尤其是精磨过的粮谷。核黄素在食品加工中容易损失。

与硫胺素类似，核黄素的供给量与能量摄入有关，一般为 0.5mg/4.2MJ（1 000kcal）。根据 2013 年 DRIs，我国的膳食核黄素参考摄入量，成年男性为 1.4mg/d，女性为 1.2mg/d，未制定 UL 值。

三、烟酸

烟酸（niacin，nicotinic acid）又称尼克酸、维生素PP、抗癞皮病因子等，是吡啶-3-羧酸及其衍生物的总称，对酸、碱、光、热都比较稳定。

（一）生理功能

1. 构成辅酶Ⅰ和辅酶Ⅱ　烟酸以尼克酰胺的形式在体内构成辅酶Ⅰ和辅酶Ⅱ，后者是组织中极其重要的递氢体。在糖、脂类、氨基酸、类固醇以及核酸等物质的代谢过程中起着重要的作用。

2. 构成葡萄糖耐量因子　非辅酶形式的烟酸还是葡萄糖耐量因子（GTF）的组成成分，具有增强胰岛素效能的作用。

（二）缺乏与过量

烟酸缺乏症又称癞皮病（pellagra）。临床上以皮肤、胃肠道、神经系统症状为主要表现。其典型病例可有皮炎（dermatitis）、腹泻（diarrhea）和痴呆（dementia），即三"D"症状。本病常与脚气病、核黄素缺乏病及其他营养缺乏病同时存在。以玉米为主食的人群容易发生癞皮病，这与玉米中的烟酸为结合型，不能被人体吸收以及玉米中色氨酸含量低有关。

过量摄入的不良反应有皮肤发红、眼部感觉异常、高尿酸血症，偶见高血糖等。

（三）营养状况评价

1. 负荷试验　口服50mg尼克酰胺，测定4小时尿中N_1-MN排出量。以小于2.0mg为缺乏，2.0~2.9mg为不足，3.0~3.9mg为正常。

2. 测定2-吡啶酮/N_1-MN　一般认为2-吡啶酮/N_1-MN在1.3~4.0之间为正常，小于1.3表明有潜在危险。这个指标受蛋白质营养状况的影响较大，故应用时应该慎重。

3. 测定尿中N_1-MN的含量　使用任意一次尿中N_1-MN/肌酐（mg/g）作为评价指标，以小于0.5为缺乏，0.5~1.59为不足，1.6~4.2为正常，大于4.3为充裕。

（四）食物来源和供给量

烟酸广泛存在于动植物食品中，肝、肾、瘦肉、花生、茶叶、口蘑等含量较高，奶、干酪和蛋中烟酸含量不高，但含有丰富的色氨酸，全谷类、绿叶蔬菜中也含有一定数量的烟酸。

烟酸除了从食物中直接摄取外，还可在体内由色氨酸转化而来，大约60mg色氨酸可转化为1mg烟酸。烟酸的膳食参考摄入量应以烟酸当量（niacin equivalent，NE）表示：

$$烟酸当量（mgNE）=烟酸（mg）+1/60色氨酸（mg）$$

中国居民膳食参考摄入量中成年男性烟酸RNI为15mgNE/d，女性为12mgNE/d，UL为35mgNE/d。

四、维生素B_6

维生素B_6的化学本质是3-羟基-5-羟甲基-1,2二甲基嘧啶，包括吡哆醇、吡哆醛和吡哆胺三种形式。磷酸吡哆醛（PLP）与磷酸吡哆胺（PMP）是维生素B_6在体内的活性形式。游离的维生素B_6在酸性溶液中对光、热比较稳定，在碱性中易受光、热破坏。

（一）生理功能

由维生素B_6构成的5-磷酸吡哆醛（pyridoxal 5'-phosphate，PLP）和5-磷酸吡哆胺（pyridoxamine 5'-phosphate，PLM）是很多酶的辅酶，在参与重要氨基酸的代谢、血红蛋白合成、烟酸的形成、同型半胱氨酸分解中发挥重要作用，与蛋白质、脂质和能量代谢关系密切。

（二）缺乏与过量

维生素 B_6 缺乏的症状主要表现在皮肤和神经系统。眼、鼻和口部皮肤脂溢样皮肤损害，伴有舌炎和口腔炎。神经系统方面表现为周围神经炎，伴有滑液肿胀和触痛。维生素 B_6 缺乏还可导致体液和细胞介导的免疫功能受阻，迟发性过敏反应减弱，出现高半胱氨酸血症和黄尿酸血症，偶然可见小细胞贫血。

肾功能正常时服用维生素 B_6，几乎不产生毒性。长期大量应用维生素 B_6 制剂可致严重的周围神经炎，出现神经感觉异常，进行性步态不稳，手、足麻木，停药后症状虽可缓解，但仍可感觉软弱无力。孕妇接受大量的维生素 B_6 后，可致新生儿产生维生素 B_6 依赖综合征。

（三）营养状况评价

1. 直接测定血浆中维生素 B_6 及尿中维生素 B_6 代谢产物的浓度。

2. 色氨酸负荷实验 按 0.1g/（kg·bw）口服色氨酸，测定 24 小时尿中黄尿酸排出量，计算黄尿酸指数（XI），即 XI=24 小时尿中黄尿酸排出量（mg）/色氨酸给予量（mg）。

维生素 B_6 营养正常者 XI 为 0~1.5，不足者可大于 12。

（四）食物来源及供给量

维生素 B_6 的良好来源为肉类（尤其是肝脏），以及豆类中的黄豆、鹰嘴豆，坚果中的葵花籽、核桃等。

维生素 B_6 的需要量直接受膳食蛋白质摄入量的影响。中国营养学会 2013 年制定的维生素 B_6 的 RNI，成年人为 1.4mg/d，50 岁以上人群为 1.6mg/d，孕妇为 2.4mg/d，乳母为 1.7mg/d，UL 值为 60mg/d。

五、叶酸

叶酸（folic acid）是蝶酸和谷氨酸结合构成的一类化合物总称。叶酸为黄色或橙黄色结晶性粉末，无臭、无味，微溶于热水，不溶于乙醇、乙醚及其他有机溶剂。叶酸的钠盐易溶于水，但在水溶液中容易被光解破坏，产生蝶啶和氨基苯甲酸谷氨酸盐。在酸性溶液中对热不稳定，而在中性和碱性环境中却很稳定。

（一）生理功能

叶酸在体内必须转变成四氢叶酸（tetrahydrofolic acid，FH_4 或 THFA）才有生理活性。四氢叶酸是一碳基团转移酶系统的辅酶，起着一碳单位传递体的作用，参与重要化合物的生成和代谢，主要包括：参与嘌呤和胸腺嘧啶的合成，进一步合成 DNA、RNA；参与氨基酸之间的相互转化，充当一碳单位载体，如同型半胱氨酸转化为蛋氨酸、甘氨酸和丝氨酸的互换、组氨酸转化为谷氨酸等；参与血红蛋白及重要的甲基化合物合成，如肾上腺素、胆碱、肌酸等。

（二）缺乏与过量

体内缺乏叶酸时，"一碳基团"转移发生障碍，核苷酸特别是胸腺嘧啶脱氧核苷酸的合成减少，更新速率较快的造血系统首先受累，典型症状为巨幼红细胞贫血（megaloblastic anemia）。白细胞分裂增殖同样需要叶酸,故叶酸缺乏时,尚可见周围血液中粒细胞减少,且粒细胞的体积也偏大,核分叶增多。类似的细胞形态变化可见于胃肠道、呼吸道黏膜和宫颈上皮细胞的癌前病变。

叶酸缺乏是婴儿神经管畸形(neural tube defect)发生的主要病因。叶酸缺乏会引起尿嘧啶错误地嵌入人类DNA中导致染色体断裂,这可能是使致癌危险性及智障性疾病增加的原因。叶酸缺乏可以使同型半胱氨酸向蛋氨酸转化出现障碍,进而导致同型半胱氨酸血症(hyperhomocysteinemia)。血清高浓度同型半胱氨酸可能是动脉粥样硬化及心血管疾病的重要致病因素之一。同型半胱氨酸还具有胚胎毒性,患同型半胱氨酸血症的母亲所生子女中神经管畸形发生率明显偏高。

肾功能正常者,长期大量服用叶酸很少发生中毒反应,偶尔可见过敏反应。个别患者可出现厌食、恶心、腹胀等胃肠道症状。此外,大量服用叶酸可干扰抗惊厥药物的作用,诱发患者惊厥发作,还可掩盖维生素B_{12}缺乏的早期表现,导致神经系统受损。

(三)营养状况评价

测定血清叶酸水平是评价叶酸营养状况普遍采用的方法,但是血清叶酸水平受叶酸摄入量及其代谢因素的干扰。红细胞中的叶酸水平是血清中的10倍,在一定程度上反映叶酸的贮备水平。维生素B_{12}对这两个指标都有影响,因此最好同时测定血清、红细胞中的叶酸含量及反映维生素B_{12}营养状况的指标,进行综合分析。

另外,评价叶酸营养状况还可使用组氨酸负荷实验。

(四)食物来源和供给量

人体需要的叶酸主要来自食物,深色绿叶蔬菜、胡萝卜、肝脏、蛋黄、豆类、南瓜、杏等都富含叶酸。

由于食物叶酸的生物利用率仅为50%,而叶酸补充剂与膳食混合时生物利用率为85%,为前者的1.7倍,故膳食叶酸当量(dietary folate equivalence,DFE)的计算公式为:

$$DFE(\mu g) = 膳食叶酸(\mu g) + 1.7 \times 叶酸补充剂(\mu g)$$

中国营养学会制定的中国居民膳食叶酸参考摄入量,推荐14岁以上儿童和成人RNA为400μg DFE/d,孕妇为600μg DFE/d,乳母为550μg DFE/d;成人UL值为1 000μg DFE/d。

六、生物素

生物素(biotin)也称维生素B_7、维生素H和辅酶R,现已知有8种异构体,天然存在并具有生物活性的是D-生物素。生物素对空气、光和热稳定,但在强酸和强碱溶液中容易降解。

(一)生理功能

生物素作为体内4个生物素依赖的羧化酶-乙酰辅酶A羧化酶、丙酮酸羧化酶、丙酰辅酶A羧化酶以及甲基巴豆酰辅酶A羧化酶的辅酶,在脂类、碳水化合物、氨基酸的代谢以及能量代谢中具有重要作用。此外,生物素对于细胞生长、葡萄糖的代谢平衡、DNA的生物合成以及唾液酸糖蛋白的受体表达都有重要影响。

(二)缺乏与过量

生物素食物来源广泛,并且能由肠道细菌合成,所以生物素缺乏比较少见。生鸡蛋清中含有抗生物素蛋白(avidin),它能结合并阻止膳食生物素或体内肠道细菌合成生物素的吸收。生物素缺乏者主要见于长期生吃鸡蛋者、未补充生物素的肠外营养患者、胃肠道吸收障碍者等中。表现为毛发变细失去光泽、皮肤鳞片状和红色皮疹；大多数成年患者有抑郁、嗜睡、幻觉和感觉异常等神经系统症状。儿童在全静脉营养3~6个月后，可出现生物素缺乏症状，并有蛋白质能量营养不良生长发育迟缓症状。婴儿肠外营养6~9个月出现面部脂肪分布异常、毛发稀少甚至脱落，称为生物素缺乏面容（biotin deficiency facies）。严重者可引起躁狂、嗜睡和发育迟缓以及婴儿猝死综合征。

生物素毒性很低。大剂量（200mg/d 口服或 20mg/d 静脉注射）生物素摄入未发现有明显毒性。

（三）营养状况评价

测定血、尿生物素含量，尿中有关代谢产物以及血浆奇数碳脂肪酸浓度可用于评价生物素的营养状况。正常成人全血生物素浓度约为 1.1nmol/L，婴儿约为 1.3nmol/L，低于 0.4nmol/L 可认为是缺乏。一般正常成人 24 小时生物素尿中排出量为 6~111μg。尿排出量 <1μg/24h 为生物素缺乏。当生物素缺乏时，经其他途径形成的 3-羟异戊酸排出量增加，正常成人 24 小时排出量为 77~195μmol，尿排出量 >195μmol 为缺乏。

（四）食物来源和供给量

生物素广泛存在于天然食物中，但仅蜂蜜和啤酒酵母中含量较高。其他含量相对较多的食物有奶类、鸡蛋黄、肝脏和肾脏、菠菜、黄豆、燕麦、高粱等。

中国营养学会制定的 DRIs 中，成人生物素的适宜摄入量（AI）为 40μg/d。

七、维生素 C

又名抗坏血酸（ascorbic acid），它是含有内酯结构的多元醇类。维生素 C 含有不对称碳原子，具有光学异构体，自然界存在的、有生理活性的是 L-型抗坏血酸。维生素 C 在酸性水溶液中较为稳定，在中性及碱性溶液中易被破坏，有微量金属离子（如 Cu^{2+}、Fe^{3+} 等）存在时，更易被氧化分解。

（一）生理功能

1. 参与体内的羟化反应

（1）胶原的合成：参与胶原蛋白合成过程中脯氨酸和赖氨酸的羟化作用。当维生素 C 缺乏时，血管和骨骼等组织的胶原合成出现障碍。

（2）胆固醇的羟化：参与胆固醇转化为胆汁酸的羟化过程。维生素 C 缺乏时，可致胆固醇在肝内蓄积，血中胆固醇浓度升高。

（3）芳香族氨基酸的羟化：苯丙氨酸羟化为酪氨酸，酪氨酸转变为儿茶酚胺或分解为尿黑酸，色氨酸转变为 5-羟色胺时也需要维生素 C 参与。

（4）有机药物或毒物的羟化：羟化过程是药物或毒物在体内生物转化及解毒的重要过程，维生素 C 可升高混合功能氧化酶的活性，增强解毒过程。

2. 还原作用　维生素 C 在体内作为重要的还原剂而起作用，主要有以下几个方面。

（1）保护巯基和使巯基再生：维生素 C 可使许多含巯基的酶分子中的 SH 维持在还原状态，使酶保持活性。

（2）促进铁的吸收和利用：维生素 C 使三价铁（Fe^{3+}）还原为二价（Fe^{2+}），促进铁的吸收，有助于缺铁性贫血的辅助治疗。

3. 增强机体免疫功能　维生素 C 增强机体的免疫功能，通过促进抗体的合成，增强白细胞对流感病毒的反应性以及促进 H_2O_2 在粒细胞中的杀菌作用等。

(二)缺乏与过量

维生素C严重摄入不足可患坏血病(scurvy)。临床的早期表现有疲劳、倦怠、皮肤出现瘀点、毛囊过度角化,其中毛囊周围轮状出血具有特异性,出现在臀部或下肢,继而出现牙龈出血、球结膜出血、机体抵抗力下降、伤口愈合迟缓、关节疼痛及关节腔积液,可伴有轻度贫血及多疑、忧郁等精神症状,还可伴有干燥综合征(Sjogren syndrome),主要表现为口、眼干燥。婴儿坏血病的早期症状是四肢疼痛引起的仰蛙形体位,对其四肢的任何移动都会使其疼痛以至哭闹。

大剂量服用维生素C,如每日剂量超过1g时,尿酸排出明显增加;高达2~8g以上时将产生危害健康的作用,如恶心、腹部不适,甚至出现痉挛、腹泻、削弱粒细胞杀菌能力、破坏红细胞,以及形成肾、膀胱结石。

(三)机体营养状况评价

1. 血浆维生素C含量　测定血浆或血清维生素C含量是评价机体营养状况常用的方法,可显示近期摄入情况,而不能显示机体贮备水平。用同位素稀释法虽可测定体内维生素池的大小,却难以应用于临床。

2. 白细胞中维生素C含量　一般以白细胞中抗坏血酸浓度 $>20\mu g/10^8$ 为维生素C营养充足的指标。可以反映机体贮备水平,而不受维生素C暂时摄入量的影响。

3. 负荷实验　用500mg的还原型维生素C口服作为一种负荷剂量,然后收集4小时尿液以测定尿中还原型维生素C的含量。一般认为,4小时内排出量大于10mg为正常,而小于3mg则为维生素C缺乏。在大规模人群营养调查中也有人主张使用任意一次尿中维生素C排出量与肌酐比值作为标准。

(四)食物来源和供给量

维生素C主要存在于蔬菜和水果中,植物种子基本不含维生素C。蔬菜中的柿子椒、番茄、菜花及各种深色叶菜,水果中的柑橘、柠檬、青枣、山楂、猕猴桃等维生素C的含量丰富。动物性食品除肝、肾、血液外含量甚微。

各个国家每日供给的标准差异很大。中国营养学会DRIs推荐,成人维生素C的RNI值为100mg/d,孕妇从中期开始提高到115mg/d,乳母为150mg/d,PI-NCD为200mg/d,成人UL值2 000mg/d。

(刘璐玺)

第三节　类维生素

近年来,人们在食物中又发现了一些"其他微量有机营养素",机体可自身合成一部分,具有维生素的一些特点,但功能尚不太明确,所以将这一类物质称为类维生素(quasi-vitamins),如肉碱、肌醇、对氨基苯甲酸、牛磺酸、辅酶Q、生物类黄酮等。

一、肉碱

肉碱(carnitine)分布于各种组织,尤以线粒体内含量居多。其化学名称为L-p-羟-三甲基氨基丁酸。为白色晶体或透明细粉,略有特殊腥味,易溶于水、乙醇和碱,几乎不溶于丙酮和乙酸盐,熔点为200℃,常以其盐酸盐、酒石酸盐和柠檬酸镁盐等形式存在。

（一）生理功能

肉碱最主要的生理功能是可携带脂酰辅酶 A 进入线粒体，在线粒体内脂肪酸可延长或去饱和，或经 β-氧化分解成乙酰辅酶 A，然后经三羧酸循环彻底氧化供能。由于肉碱的转运作用可以促进脂肪酸进入线粒体代谢，而脂肪酸氧化可提供更多的 ATP，因此肉碱具有抗疲劳、降低血脂和减轻体重的作用。

（二）肉碱的缺乏及补充

肉碱能在人体的肝脏中合成，但在婴儿、青春期以及成人的特定生理条件下，可因合成数量不足而导致缺乏。许多个体处于缺乏或边缘性缺乏状态，其血液和组织中肉碱水平较低，主要见于禁食、素食、剧烈运动、肥胖者以及吃未强化肉碱的配方食品的婴儿等中。苯丙酮尿症（PKU）患者肉碱水平远远低于正常人群，故应予以补充。新生儿血中肉碱水平较低，一般至 6 个月~2 岁才能逐渐达到成人水平。母乳中肉碱含量较高，约为 28~95μmol/L，而配方奶粉喂养的婴儿常常需要额外补充肉碱。

只有左旋肉碱（L-carnitine）具有生理活性。服用左旋肉碱具有很好的耐受性，唯一的不良反应是有短暂腹泻。据报道，以 15g/d 的高剂量治疗期间，几乎没有不良反应发生。

（三）食物来源及供给量

动物性食品是 L-左旋肉碱的主要食物来源，包括禽畜肉类、水产品和奶制品，尤其红肉（牛、羊）中含量较高。

西方有些营养学家把 L-肉碱当作一种维生素，作为日常饮食中的添加剂推荐给大家，建议每天服用。1989 年法国规定 L-肉碱可作为多用途营养剂，我国卫生部（现称卫健委）也将 L-肉碱列入营养强化剂，食品工业已广泛用于婴儿食品、减肥食品及运动员食品中。

二、牛磺酸

牛磺酸（taurine）又名牛胆碱、牛胆素，是一种无色结晶状物质，由牛胆酸水解而成，存在于许多动物的肌肉和肺中。按结构命名为氨基乙磺酸，是体内一种含硫的非蛋白质氨基酸，在体内以游离状态存在，不参与蛋白质的生物合成。

（一）生理功能

1. 保护心血管系统　牛磺酸是心脏中含量最丰富的游离氨基酸，约占其总量的 60%。牛磺酸与心肌钙及心肌收缩有密切联系，能增加心肌收缩期钙的利用、预防钙超载引起的心肌损伤，并且在治疗中不出现心率增快和心律失常等不良反应。血小板中的牛磺酸可抑制血小板的凝集，对防止血小板引发的胶原性聚集性栓塞有一定的作用。牛磺酸还可以降低血液中胆固醇和低密度脂蛋白胆固醇的水平，同时提高高密度脂蛋白胆固醇水平，这对预防动脉粥样硬化和冠心病是有益的。

2. 促进脂肪乳化　肝脏中的牛磺酸可与胆汁酸结合形成牛磺胆酸，有利于脂肪的乳化、吸收和代谢。

3. 改善视功能　近年来大量研究显示牛磺酸对视觉感受器发育、视功能改善有明显效果。视网膜中牛磺酸含量很高，且其中三分之二分布在光感受器上。人体视网膜中也含有大量牛磺酸，在应激状态下有缺乏的可能。

4. 对神经系统的作用　牛磺酸在脑内的含量丰富、分布广泛，能明显促进神经系统的生长发育和细胞增殖、分化，在脑神经细胞发育过程中起重要作用。此外，牛磺酸是中枢神经系统的一种抑制性递质，对神经系统异常兴奋性疾病，如癫痫、惊厥、震颤及老年人入睡困难和早醒均有较好的治疗作用。

（二）缺乏与过量

牛磺酸主要由食物供给。人体若缺乏牛磺酸，各器官系统都会受到影响，特别是婴幼儿，会出现生长、发育迟缓、视网膜功能紊乱等，成年人或老年人缺乏则与心血管系统如高血压、糖尿病等密切相关。当机体牛磺酸缺乏引起心脏中牛磺酸浓度降低时，就会导致心脏功能减弱，进而引发心脏病。大量摄取牛磺酸未见有任何不良反应。

（三）食物来源和供给量

禽畜类、水产品和奶制品中含有牛磺酸，其中以海产品中牛磺酸含量最高，如牡蛎、蛤蜊等。禽畜类中红肉比白肉含量高，奶制品中含量很低，母乳中含量是牛奶中的25倍。

（刘璐玺）

第六章 矿物质

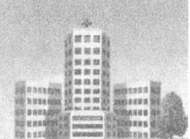

第一节 钙

钙是人体含量最多的常量元素，占体重的 1.5%~2.0%，成人含钙 1 000~1 200g，其中绝大多数（99%）集中在骨骼和牙齿。当钙摄入过少、消耗过多时，人体以损失骨骼钙含量的形式来维持混溶钙池和血钙的平衡。

一、生理功能

1. 骨骼和牙齿的重要组成成分　在正常情况下，1% 的钙与柠檬酸和蛋白质结合或以离子状态存在于软组织、细胞外液及血液中，称之为混溶钙池。骨骼中的钙不断地更新，成人每日更新约为 700mg，在骨骼已关闭和骨长度的生长停止以后每年更新 2%~4%。40~50 岁以后骨钙的溶出大于生成，骨组织的钙逐渐减少，其速率约为每年 0.7%。这种现象在女性发生早于男性，且可能出现骨质疏松症，但长期的体力活动可减缓此过程。

2. 维持神经与肌肉的生理活动　神经递质的释放，神经冲动的传导，肌肉的收缩以及心脏的正常搏动等生理活动都需要钙的参与。有研究表明，Ca^{2+} 可与肌钙蛋白、钙调蛋白等大分子化合物结合参与肌肉收缩的调节，说明在肌肉收缩过程中钙起到关键性作用。血清钙离子浓度降低时，神经肌肉兴奋性增加，可引起手足抽搐。而钙离子浓度过高时，则可损害肌肉的收缩功能，引起心脏和呼吸衰竭。

3. 参与血凝、调节平衡　已知有 4 种依赖维生素 K 的钙结合蛋白参与血液凝固过程，即在钙离子存在下，使可溶性纤维蛋白原转变成纤维蛋白形成凝血。此外钙对细胞功能的维持、酶反应的激活，以及激素的分泌等，都发挥了重要的作用，如 ATP 酶、琥珀酸脱氢酶、脂肪酶、淀粉酶、磷酸果糖激酶、蛋白分解酶等都需要钙的激活。酸碱平衡等也都需要钙。

二、吸收、代谢及排泄

1. 小肠的上部是吸收钙的主要部位　婴幼儿时期钙的吸收率为 50%，儿童期为 40%，成年人为 20%，老年人为 15%，不被人体吸收的钙从粪便中排出。促进和影响钙吸收的因素如下：

（1）机体缺钙时，如长期低钙摄入、生长期、骨折愈合期，维生素 D 能帮助钙的吸收。

（2）蛋白质分解出来的氨基酸（特别是赖氨酸、精氨酸）与钙形成可溶性钙有利于钙的吸收。

（3）脂肪消化不良时，未被吸收的脂肪酸与钙形成钙皂，影响钙的吸收。

（4）乳糖可以与钙结合，形成低分子量可溶性络合物有利于钙的吸收。

(5) 酸性物质可增加钙的溶解度，促进钙吸收（而止酸剂可减少钙吸收）。

(6) 草酸和植酸可以与钙形成不溶性钙盐，减少钙吸收，如蕹菜、菠菜、竹笋等含草酸较高。

2. 体内的钙代谢 受体内的钙量、内分泌系统的调控，大部分通过肠黏膜上皮细胞的脱落、消化液的分泌而排入肠道，有部分重吸收。正常膳食时有20%的钙从尿中排出，一般每天排出100～200mg钙。补液、酸中毒、高蛋白质饮食、甲状腺素、肾上腺皮质激素、甲状腺旁素、维生素D、长期卧床都对钙的排泄有影响。乳母通过乳汁每天排出150～300mg钙。在妊娠期间有30g的钙由母亲传输给胎儿。

三、摄入量和食物来源

钙的摄入量与蛋白质的摄入量有关，一般认为每摄入100g蛋白质需要1g钙。钙对人体的生理功能具有多样性和复杂性，随着不同的生长时期，钙的摄入量也不相同，如婴幼儿、儿童及青春期对钙的需要量增加，孕妇、乳母等特殊生理状态下钙的需要量也增加。此外，高温作业人员钙的排出增加，寒带地区阳光不足，皮肤内转化的维生素D较少，钙吸收较差，因此这些人员都需要增加钙的供给量。成人钙离子的需要量为800mg/d，孕妇1 000mg/d，乳母1 200mg/d。钙可耐受最高摄入量（UL）限量是2 000mg/d。摄入过量的钙对人体也会造成危害，过量的补钙可以增加肾结石的危险性。钙与一些矿物质有相互干扰作用，高钙摄入可抑制铁、锌、镁、磷等的吸收和利用。钙和碱摄入量过多，持续时间长，会引起奶碱综合征，典型的症状包括高钙血症、碱中毒、肾功能障碍。奶和奶制品因其含量和吸收率均高，因此是理想的钙来源。虾皮、小鱼、海带、发菜、坚果类、芝麻酱含钙量也很高，豆类、绿色蔬菜如甘蓝、花椰菜因含钙丰富也是钙的较好来源，必要时可补充钙剂。

（石 剑）

第二节 铁

铁是人体内含量最多的必需微量元素，总量为4～5g。铁在人体内存在的形式主要分为两大类，即功能性铁和储存铁。功能性铁占70%～75%，其中血红蛋白铁占65%～70%，肌红蛋白铁占3%，血红素酶类（细胞色素、细胞色素氧化酶、过氧化物酶等）占2%。储存铁是铁在体内的储备，占25%～30%，主要以铁蛋白和含铁血黄素的形式存在于肝、脾和骨髓中。体内含铁量随体重、血红蛋白浓度、性别等不同而变化。成年男子每千克体重平均约含50mg铁，成年女子则为35mg。

一、生理功能

铁是血红蛋白、肌红蛋白、细胞色素A和某些呼吸酶的辅酶的组成成分，参与二氧化碳、氧的转运、交换和组织呼吸的过程，对组织呼吸和能量代谢有非常重要的意义。

铁能催化胡萝卜素转化为维生素A，参与嘌呤与胶原的合成、抗体的产生以及脂类从血液中的转移，药物在肝脏中的解毒等。铁与抗感染、淋巴细胞的转化率有关。

二、吸收与代谢

膳食中的铁在整个消化道内被吸收，主要在小肠。铁吸收的量与铁存在的状态有关，血红蛋白铁（色素铁）和二价铁容易被吸收。动物性食物中铁的含量比植物性食物要高，吸收率也要高，可达20%～30%。肉类食物含有大量的血红蛋白铁，能促进铁的吸收。非血红蛋白铁主要存在于植物性食物中，需要消化、解离出三价的铁，再还原为二价铁后被人体吸收。植物性食物中还含有植酸、草酸和膳食纤维都可以抑制铁的吸收，平均吸收率为2%~3%。混合性膳食中铁的吸收率为10%左右。

还原性物质、核黄素、单糖、有机酸、胃酸等能够促进铁的吸收，体内缺铁时吸收量增加。能抑制铁吸收的因素有抗酸药物、植酸、草酸、膳食纤维等。非血红蛋白铁主要存在于植物性食物、奶和奶制品中，其吸收率的大小与共进食物中影响铁吸收的因素有关；血红蛋白铁不受外来因素的干扰。

三、排泄

铁在机体内能够储存和再利用，排泄能力有限。成人每天经消化道、皮肤、泌尿系统排出铁仅0.9~1.05mg。另外，月经、出血等也是铁的排出途径。

四、铁缺乏对健康的影响

当体内缺铁时，铁损耗可分为三个阶段，即铁减少期、红细胞生成缺铁期和缺铁性贫血期。长时间铁缺乏，可引起缺铁性贫血，易患人群为婴幼儿、青少年、育龄妇女（尤其是孕妇、乳母）、老年人。缺铁性贫血表现为食欲减退、疲乏无力、头晕、记忆力减退、工作效率降低。患儿易于烦躁、呆滞，对周围不感兴趣，注意力不集中，抗感染能力下降。成人冷漠呆板、面色、口唇黏膜和眼结膜苍白、心慌气短、头晕眼花、怕冷等。

缺铁性贫血可引起贫血性心脏病。较易发生左心心力衰竭。严重缺铁性贫血可致黏膜组织变化和组织营养障碍，出现口腔炎、舌炎、舌乳头萎缩、神经系统异常，有些铁缺乏者有异食癖。

五、食物来源

动物肝脏、动物全血、瘦肉、禽肉、鱼类等中含铁丰富，且吸收率高。鸡蛋黄中含有一定量的铁，但其吸收率低。尽管如此，由于蛋黄易于消化，仍然是婴幼儿补充铁的良好来源。植物食品中海带、芝麻中铁的含量很高，各种豆类含铁量也比较丰富，蔬菜如油菜、花椰菜、芹菜、韭菜等含铁量较其他蔬菜丰富。

（石　剑）

第三节　碘

人体内含碘20~50mg，甲状腺组织含的碘最高，碘的含量为0.5mg/kg，占体内总碘量的70%~80%。机体需要的碘可从饮水、食物及食盐中获得。

一、生理功能

碘在体内主要参与甲状腺素的合成，该激素的生理功能主要包括以下几个方面：

（1）促进生物氧化，协调氧化磷酸化过程，调节能量转化。

（2）促进蛋白质合成，调节蛋白质合成和分解。

（3）增强酶的活力，甲状腺素能激活体内100多种酶，如细胞色素酶系、琥珀酸氧化酶系、碱性磷酸酶等，从而促进物质代谢，促进糖和脂肪代谢。

（4）调节组织中的水盐代谢，甲状腺素可促进组织中水盐进入血液并从肾脏排出，缺乏时可引起组织内水盐潴留，在组织间隙可出现含有大量黏蛋白的组织液，发生黏液性水肿。

（5）促进多种维生素的吸收和利用，甲状腺素可促进烟酸的吸收利用、β-胡萝卜素向维生素A的转化及核黄素合成核黄素腺嘌呤二核苷酸等。

（6）促进生长发育，甲状腺素促进骨骼的发育和蛋白质合成，维护中枢神经系统的正常结构。

二、吸收与代谢

1. 吸收　膳食和水中的碘主要为无机碘化物，经口进入人体后，在胃及小肠上段被迅速、完全吸收，一般在进入胃肠道后1h内大部分被吸收，3h内几乎完全被吸收。有机碘经肠降解释放出碘化物后方被吸收，但甲状腺激素碘约有80%可直接吸收。代谢中分解脱落的碘，部分被重新利用，其他从尿道（90%）或胆汁（10%）中排出。乳汁中含有一定量的碘。贮存的碘可供机体2~3个月的内分泌激素使用。正常情况下，碘的摄入与排出呈动态平衡。

2. 排泄　T3与T4在肝、肾或其他组织中脱碘，脱下的碘和由食物中吸收的碘组成血浆中的碘，经肾小球滤出，由尿排出的约占碘排泄量的80%以上。粪中的碘主要是未被吸收的有机碘，占总排出量的10%左右。另有少量的碘可由乳腺、汗腺、肺及皮肤排出。

三、缺乏与过量

1. 碘缺乏　饮食中碘缺乏或长期摄入含抗甲状腺素因子的食物，可引起甲状腺肿大与地方性克汀病。

2. 碘过量　摄入含碘高的海产品过量、饮用水含碘量高、过量使用碘制剂也会对人体健康产生危害，可引起碘性甲状腺肿和甲状腺功能亢进，主要症状为心率加速、气短、急躁不安、失眠、多汗及食欲亢进。

四、食物来源

海洋生物含碘量很高，如海带、紫菜、海鱼、蚶干、蛤干、干贝、淡菜、海蜇、海参、龙虾等，其中干海带含碘可达240mg/kg。陆生动物性食物碘的含量高于植物性食品，蛋、奶含碘量相对稍高，其次为肉类。淡水鱼的含碘量低于肉类。植物含碘量是最低的，特别是水果和蔬菜。预防地方性甲状腺肿可经常食用上述含碘丰富的海产品，无条件经常食用海产品的内陆山区可采用加碘盐。成人碘适宜摄入量为150μg/d，孕妇、乳母200μg/d。

（石　剑）

第四节　锌

人体含锌2~2.5g，主要存在于肌肉、骨骼和皮肤。按单位重量计算，以视网膜、脉络膜、前列腺中含锌为最高，其次为肌肉、皮肤、肝脏、肾脏、心脏、脑。血液中的锌含量：红细胞占75%~88%，血浆为12%~22%，白细胞为3%。锌主要以金属酶、碳酸酐酶和碱性磷酸酶等的组分形式存在和发挥生理功能。

一、生理功能

1. 锌是很多金属酶的组成成分和激活剂　六大酶系中近200多种酶的活性与锌有关。如碳酸酐酶、碱性磷酸酶、乳酸脱氢酶等。

2. 促进生长发育与组织再生　锌是调节DNA复制的DNA聚合酶所必需的，与蛋白质和核酸的合成，细胞的生长、分裂和分化等过程都有关系。对胎儿的生长发育也非常重要，对于促进性器官和性功能的正常发育都是必需的。锌可能是细胞凋亡的一种调节剂。

3. 促进食欲　锌参与唾液蛋白酶的合成，对味觉与食欲有激发作用。

4. 参与维生素A的代谢和生理作用　对促进视黄醇的合成和转化、参与维生素A的动员和稳定血浆中维生素A浓度、维持暗适应都起到重要作用。

5. 参与免疫功能　直接影响胸腺细胞的增殖，使胸腺正常发育，以维持细胞免疫功能的完整。

6. 维持生物膜的结构和功能　锌能维持细胞膜的稳定，影响细胞膜的屏蔽功能、转运功能以及膜受体功能。

7. 对激素的作用　锌不仅对激素的产生、贮存和分泌有作用，而且可以影响激素受体的效能和靶器官的反应。

8. 其他功能　锌具有保护皮肤的作用，缺锌时出现皮肤粗糙、干燥、上皮角化和食道类角化。伤口愈合缓慢，易受感染。锌还具有抗氧化、抗衰老及抗癌的作用。

二、吸收与代谢

1. 吸收　锌主要在小肠内被主动吸收，平均每天从膳食中摄入约15mg，吸收率为20%~30%。

2. 排泄　当体内锌处于平衡状态时，膳食中约90%的锌由粪便排出，其次是从尿、汗、头发中排出。毛发可用于测定锌的含量，但应注意取样的部位、毛发的长度等，也可以测定血锌。

三、缺乏与过量

1. 锌缺乏

（1）食欲减退：人体内缺锌时，口腔黏膜上皮细胞易于脱落而阻塞舌头上的味蕾小孔，食物难以接触到味蕾，加上缺锌可使味蕾细胞再生障碍，味觉素分泌减少，引起味觉减退、食欲不振，继而使进食减少，将使体内进一步缺锌。严重缺锌时出现异食癖，表现为不喜欢吃正常食物，嗜好吃非食物性的物质，如泥土、沙石、指甲、蛋皮等。

（2）儿童生长发育迟缓：缺锌将使各种营养吸收不足，细胞的分裂和增长受阻，生长激素的合成与分泌减少，最终导致生长发育迟缓。孕妇与婴儿缺锌将使大脑细胞的正常分裂发育受到阻碍。既能使大脑的总细胞数低于正常值，又能抑制脑细胞的发育，导致儿童智力低下。

（3）抵抗力下降、易感染：微量元素中，锌对免疫力的影响最为明显。儿童缺锌会使免疫器官发育不完善，免疫细胞分裂、生长和再生受阻，巨噬细胞吞噬病菌的能力减弱，导致免疫力低下，更易感染流行性呼吸道和胃肠道疾病。

此外，成人长期缺锌还可导致性功能减退、精子产生过少，导致胎儿中枢神经系统先天畸形等。

2. 锌过量　盲目补锌或使用含锌容器储存食品可引起锌过量或中毒。成人摄入2g以上锌可发生中毒，引起恶心、呕吐、急性腹痛、腹泻和发热。锌中毒通常在停止接触或摄入锌后，症状短期内消失。

过量锌可干扰铜、铁和其他微量元素的吸收和利用，造成免疫机能损伤。

四、供给量和食物来源

锌的来源广泛，普遍存在于各种食物中，但对于动植物性食物，锌的含量和吸收利用率有很大差别。动物性食物中含锌丰富且吸收率高，其生物利用率大于植物性锌，前者为35%~40%，后者为1%~20%。富含锌的食物包括肝脏、鱼类、牡蛎、瘦肉、罐装鱼、粗营养食物（麦麸、谷类胚芽）、坚果、蛋和豆类，牡蛎含锌量最高（每100g含锌高达1 000mg以上）。蔬菜中含有较少量的锌，并且与植酸和草酸结合，不能被身体充分吸收。我国锌的推荐供给量为：1~9岁为10mg，10岁以上为15mg，孕妇、乳母为20mg。锌的未观察到损害作用的水平为30mg。

（石　剑）

第五节　硒

硒是人体必需的微量元素，在人体内的总量为14~20mg，广泛分布于所有的组织和器官。浓度以肝、胰、肾、脾、牙釉、指甲为高，脂肪组织最低。硒的摄取与土壤中硒的含量密切相关。

一、生理功能

1. 抗氧化作用　硒是谷胱甘肽过氧化物酶（GSH-Px）的重要组成部分，有清除自由基（包括过氧化氢）的作用，与维生素E的抗氧化作用具有协同作用。

2. 保护心血管和心肌健康　硒是维持心脏正常功能的重要元素，硒对心肌纤维、小动脉及微血管的结构及功能有重要作用。在我国，缺硒地区好发克山病主要表现为以心肌损害为特征。

3. 增强免疫功能　有机硒能清除体内自由基、排除体内毒素、抑制过氧化脂质的产生，防止血凝块，清除胆固醇，增强人体免疫功能。

4. 解除重金属毒性　硒与金属有很强的亲和力，在体内与金属如汞、甲基汞、镉及铅等结合形成金属硒蛋白质复合物而解毒。

5. 促进生长、保护视力、抗肿瘤的作用　白内障患者和糖尿病失明者，补充硒后视力有明显改善。缺硒地区的肿瘤发生率明显较高，如胃癌。

二、吸收与代谢

主要在小肠吸收，无机硒和有机硒都容易被人体吸收，吸收率在50%以上。植物中的硒的生物利用率高于动物中的硒。维生素A、维生素E、维生素C、维生素B_2、蛋氨酸可促进其吸收。硒与蛋白质结合后转运到人体各器官和组织。

硒大部分从尿中排出，粪便中的硒是未吸收的，汗液和肺部也有排出。

三、缺乏与过量

1. 硒缺乏

（1）克山病：克山病是一种以心肌坏死为特征的地方性心脏病，其易感人群为2~6岁的儿童和育龄妇女。硒缺乏已被证实是发生克山病的重要原因。临床上主要症状为心脏扩大、心功能丧失代偿、心力衰竭或心源性休克、心律失常、心动过速或过缓等。

（2）大骨节病：缺硒被认为是发生大骨节病的重要原因，该病主要发生在青少年期。

2. 硒过量　硒摄入过多可致中毒，湖北恩施的地方性硒中毒，与当地水土中硒的含量过高，致使粮食、蔬菜、水果中含硒高有关。主要表现为头发变干、变脆、易断裂及脱落；肢端麻木、抽搐，甚至偏瘫，严重时可致死亡。

四、食物来源

硒在食物中的含量差别很大，这主要与所在区域内土壤与水体中的硒含量有关。通常海产品和动物内脏（肝脏、肾脏）、肉类是硒的良好来源。营养学家提倡补充有机硒，如硒酵母、硒蛋、富硒蘑菇、富硒麦芽、富硒天麻、富硒茶叶、富硒大米等。中国营养学会推荐摄入量为成人 50μg/d。

（石　剑）

第七章 住院患者的膳食

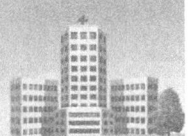

第一节 住院患者膳食

医院膳食的种类很多,概括起来可分为基本膳食、治疗膳食、诊断用的试验膳食和代谢膳食三大类。对于综合性医院还有儿科膳食。因住院患者所患疾病的种类、病因、病情、病程及治疗手段不同,对营养的消化吸收功能有别,故必须根据不同情况选择恰当的膳食种类,尽量做到既适合特定病情需要又符合营养原则。

一、基本膳食

住院患者的基本膳食主要有普食、软食、半流质及流质四种。

(一)普通饭

简称普食,是医院膳食中最常见的一种类型。

1. 适用范围　普食与健康人膳食基本相似,主要适用于体温正常或接近正常、无咀嚼困难、消化功能无障碍以及疾病恢复期的患者,即在饮食上无特殊要求及不需对任何营养素进行限制的患者,如眼科、骨科、妇科的患者。在医院膳食中,此类饮食占大多数。

2. 膳食原则

(1)膳食构成:食物品种多样化,以提高消化吸收率,满足患者对各类营养素的要求。

(2)食物要求:选用合理的烹调方法,做到色、香、味、形俱全,以增进患者食欲并促进消化;并使食物保持适当体积,以满足饱腹感。

(3)能量与营养素要求

1)能量:每日供给能量一般为2 000~2 500kcal,可根据个体差异(如年龄、身高等)适当调整。全天膳食的能量分配比例宜为早餐25%~30%,午餐40%,晚餐30%~35%。

2)蛋白质:每日蛋白质供给量为70~90g,占总能量的12%~14%,其中优质蛋白应占蛋白质总量的50%以上,其中有一部分应为大豆蛋白质。

3)脂肪:每日脂肪供给量应占总能量的20%~25%。

4)碳水化合物:每日供给量应占总能量的55%~65%,为350~400g。

5)维生素与矿物质:供给量可参照DRIs。

6)膳食纤维:如无消化系统疾病,膳食纤维供给量可同正常膳食。

3. 食物宜忌

（1）不宜用刺激性食物或调味品，如大蒜、洋葱、辣椒、胡椒等。

（2）不宜用难消化食物、坚硬食物以及易产气食物，如油炸食物、干豆类等。

（二）软饭

其特点是质软，比普食更易消化。

1. 适用范围　轻度发热、消化不良、咀嚼功能欠佳的患者，恢复期患者，老人及幼儿，也可作为术后患者的过渡饮食。

2. 膳食原则

（1）食物要求：食物加工和烹制要细、软、烂，尽可能保证食物细软，易消化，便于咀嚼。烹调方式宜选用蒸、拌和炖等。

（2）能量与营养素要求

1）能量：每日供给能量一般为 1 800~2 200kcal，可根据个体差异（如年龄、身高等）和疾病情况适当调整。

2）蛋白质：每日蛋白质供给量为 70~80g。

3）维生素与矿物质：软食中的蔬菜及肉类均需切碎、煮烂，加工过程中易导致维生素和矿物质流失，应多补充果蔬汁、果蔬泥等。

（3）每日可安排 3~4 餐。

（4）食物宜忌

1）宜选食物

a. 主食类：米饭、面条比普食制作得软而烂。面食宜以发酵类面食为主，包子、饺子、馄饨等亦可食用，但馅料宜选少纤维的蔬菜。

b. 副食类：①肉类，应选择细、嫩的瘦肉，可多选用鸡肉、剔刺鱼肉、虾肉等，可制作成肉丸、肉饼、肉末。②蛋类，宜选用蒸蛋羹、摊蛋、窝蛋、蛋花、煮蛋等制作形式。③蔬菜类，宜选用嫩菜叶，或少纤维蔬菜，如冬瓜、花菜、茄子和胡萝卜等。④水果类，可制成水果羹，或选用质软水果去皮切碎生食，如香蕉、桃、杏、橘子等。⑤豆制品，宜选用豆腐、豆花等。

2）忌（少）用食物

a. 不宜用油炸食品、动物油制食品。

b. 不宜用凉拌蔬菜、含纤维多或质硬的蔬菜，如芹菜、韭菜、豆芽、竹笋、辣椒、莲藕等。

c. 不宜用坚果类，若选用可制作成坚果酱或坚果酪形式使用。

d. 不宜用整粒的豆类、糙米、玉米粒等。

e. 忌用浓烈、刺激性调味品，如辣椒粉、胡椒粉、花椒等。

（三）半流质

该膳食比较稀软，成半流体，是介于软饭与流质饮食之间的一种饮食。

1. 适用范围　适用于高热、身体虚弱、患消化道疾病和口腔疾病的患者，耳、鼻、咽、喉术后患者，咀嚼吞咽困难的患者，手术后的患者及刚分娩的产妇等。

2. 膳食原则

（1）食物要求：食物呈半流体状态，各种食物均应细、软、碎，易咀嚼吞咽，利于机体消化吸收。

注意食物品种的多样化，以增进食欲。

（2）餐次要求：应限量多餐次，以保证在减轻消化道负担的同时，满足患者能量及营养素的需求。通常每日供应5~6餐，每餐间隔2~3小时。

（3）能量与营养素要求

1）能量：每日供给能量一般为1 500~1 800kcal，可根据个体差异（如年龄、身高等）及疾病情况适当调整，但全天主食不超过300g。

2）蛋白质：每日蛋白质供给量为50~60g。

（4）食物宜忌

1）宜选食物

a. 主食类：可食大米粥、小米粥、汤面条、面片汤、馄饨、藕粉等。细软的蛋糕、面包、芝麻糊等也是半流质膳食宜选食品。主食定量，全天不超过300g。注意品种多样化，以增进食欲。

b. 副食类：①肉类，应选择细、嫩的猪肉、鸡肉、剔刺鱼肉、虾肉等，以肉泥、肉丸、肉末等形式制作。②蛋类，宜选用蒸蛋羹、窝蛋、蛋花等嫩细的制作形式。③乳类，乳类及其制品是半流质膳食常选用食品。④果蔬类，可制成蔬菜泥、蔬果汁、水果羹等形式食用，也可选用嫩菜叶切末加于汤面或粥中。⑤豆制品，宜选用豆腐、豆花、豆腐脑等。

2）忌（少）用食物：禁用生、冷、硬、含膳食纤维多的、不易消化的食品及刺激性调味品。

a. 不宜用蒸米饭、烙饼等硬而不消化的食物。

b. 不宜用大量肉类、大块蔬菜、豆类及坚果类。

c. 忌用油炸食品及浓烈、刺激性调味品，如辣椒粉、胡椒粉、花椒等。

（四）流质

是一种将全部食物制成流体或在口腔内能融化成液体的饮食，较半流质更易吞咽和消化。此膳食所提供的能量、蛋白质及其他营养素均较少，故不宜长期使用。流质膳食又可分为普通流质、浓流质、清流质、冷流质及不胀气流质五种。

1. 适用范围　高热、口腔咽部手术引起的咀嚼吞咽困难、急性消化道炎症、食管狭窄、急性传染病、大手术前后的患者及危重、极度衰弱的患者。

（1）清流质和不胀气流质可用于由肠外营养向全流质或半流质膳食过渡。清流质也可用于急性腹泻和严重衰弱患者恢复肠内营养的最初阶段。

（2）浓流质适用于口腔、面部、颈部术后。

（3）冷流质可用于喉咽部术后的最初1~2天。

2. 膳食原则　此种饮食为营养不平衡饮食，故仅能短时间作为过渡期膳食应用，或者同时辅以肠内或肠外营养。

（1）食物要求：食物呈流体状态，或进入口腔后即融化成液体，易吞咽，易消化，同时应甜、咸适宜，以增进食欲。

（2）餐次要求：少食多餐，每日6~7餐，每餐液体量以200~250mL为宜。

（3）能量与营养素要求：流质膳食供给能量不足，每日供能一般为800~1 600kcal。其中清流质供能最低，浓流质最高。有时为了增加膳食中的能量，在病情允许的情况下，可给予少量芝麻油、奶油和黄油等易消化的脂肪。

（4）有咸有甜，咸甜相间，特殊情况遵医嘱。

（5）食物宜忌

1）宜选食物：应选用营养密度高的食品，如奶类、蛋类、豆浆、肉汤、肝汤、菜汁、果汁等，并可加入适量的油脂如奶油、黄油、花生油等以增加能量的摄入。①普通流质可进食米汤、藕粉、豆浆、奶类、蛋类、豆腐脑、各种汤类、菜汁、果汁等，并可加入适量的油脂以提高能量摄入，常用于肺炎、高热患者。②食道及胃肠大手术前后宜选不含任何渣滓及不产气的清流质膳食，如过箩肉汤、排骨汤、过箩菜汤、稀米汤、稀薄的藕粉等，禁用牛奶、豆浆及过甜的食物。清流质比普通流质更清淡，所提供的能量及各种营养素更少。③口腔手术后吞咽困难宜进浓流质，可制成无渣较稠的流体，用吸管吸吮，如鸡蛋薄面糊、较稠的藕粉、奶糊等。④扁桃体术后最初2天内宜进冷流质膳食，可选用如冰激凌、冷牛奶、冰砖、冷豆浆、冷米汤等无刺激性的食品。⑤腹部手术后宜进食不胀气和忌甜的流质膳食，忌用蔗糖、牛奶、豆浆等易产气的食物。

2）禁用一切非流质的固体食物、多膳食纤维的食物、刺激性食物、强烈的调味品等。

二、治疗膳食

治疗膳食也称成分调整膳食，是指根据患者不同生理病理状况，调整膳食成分和质地，可增强患者的抵抗力，供给或补充疾病消耗或组织新生所必需的营养物质，纠正机体代谢紊乱，促进机体的康复。治疗膳食的基本原则是以平衡膳食为基础，在允许的范围内，除必须限制的营养素外，其他均应供给齐全、配比合理。同时，还应考虑患者的消化、吸收和耐受力以及饮食习惯，注意食物的色、香、味、形和品种的多样化。

治疗膳食的种类很多，应根据不同情况，选用不同的种类。

（一）高能量膳食

高能量膳食（high calorie diet）指能量供给量高于正常人标准的膳食。基础代谢率（basal metabolic rate，BMR）增高、机体组织修复或体力消耗增加时，机体能量消耗量增加，对能量的需要量大幅度升高，需从膳食中补充。

1. 适用对象　代谢亢进者，如甲状腺功能亢进症、癌症、严重烧伤和创伤、高热患者，消瘦或体重不足者，营养不良和吸收障碍综合征者；疾病恢复期患者；体力消耗增加者，如运动员、重体力劳动者等。

2. 配膳原则

（1）餐次要求：增加摄入量应循序渐进，少量多餐，除三次正餐外，可分别在上午、下午或晚上加2~3餐点心，视病情和患者喜好增加餐次、加餐量及品种选择。

（2）能量与营养素要求

1）能量：供给量应根据病情调整，一般患者以每日增加300kcal左右为宜，成年人每日供给能量应大于2 000kcal（35kcal/kg），可通过增加主食量来实现，但需要限制精制糖的摄入量。

2）蛋白质：每日蛋白质供给量不应低于1.5g/kg，约为100~120g，其中优质蛋白应占蛋白质总量的50%以上。

3）脂肪：为防止血清脂质升高，膳食应尽可能地降低饱和脂肪酸、胆固醇的摄入量。

4）维生素与矿物质：需要增加维生素与矿物质的供给，尤其是与能量代谢密切相关的维生素B_1、

B_2 和烟酸的供给量应明显增加。由于膳食中蛋白质的摄入量增加，易出现负钙平衡，故应及时补充钙及与其相关的维生素 A。

3. 注意事项　肥胖症、糖尿病、尿毒症患者不宜食用。应注意患者病情、血脂和体重的变化。

4. 食物宜忌

（1）宜用食物：各类食物均可用，加餐宜选用面包、馒头、蛋糕、牛乳等高能量食物。

（2）忌（少）用食物：无特殊禁忌，高能量食物应替代一部分低能量食物。

（二）低能量膳食

低能量膳食（energy restricted diet）是指所提供能量低于正常需要量的膳食。目的是减少体脂贮存，降低体重，或者减轻机体能量代谢负担，以控制病情。

1. 适用对象　需减轻体重的患者，如单纯性肥胖；需减少机体代谢负担而控制病情的患者，如糖尿病、高血压、高脂血症、冠心病等。

2. 配膳原则　低能量治疗膳食的配膳原则最主要是限制能量供给，而其他营养素应满足机体的需要。

（1）能量：应减少膳食总能量，成年患者每日能量摄入量应比平日减少 500～1 000kcal，减少量根据患者情况而定，但每日总能量摄入量不应低于 1 000kcal，按肥胖情况每日可给予 1 200kcal、1 500kcal 或 1 800kcal。能量供给要适当地逐步减少，以利于机体动用脂肪、消耗储存的体脂，并减少不良反应。

（2）蛋白质：由于限制总能量，膳食中蛋白质供能的比例则相应提高，至少占总能量的 15%～20%，保证蛋白质供给不少于 1g/（kg·d），而且优质蛋白质食品如脱脂牛奶及奶粉、鱼、鸡、蛋清、瘦肉、豆制品等应占 50% 以上。

（3）脂肪：脂肪供给量应减少，一般占总能量的 20%～30%，胆固醇的摄入量应控制在 300mg/d 以下。

（4）碳水化合物：减少总能量的同时又要保证蛋白质的摄入量，就必须相应减少膳食中碳水化合物供给量。碳水化合物约占总能量的 50%～60%，应尽量减少精制糖的供给。

（5）矿物质和维生素：由于进食量减少，易出现矿物质（如铁、钙）、维生素（如维生素 B_1）供给的不足，必要时可使用制剂进行补充。而食盐应适当减少，患者体重减轻后可能会出现水钠潴留，所以应适当减少钠的摄入量，一般不超过 5g/d。

（6）膳食纤维：应适当增加，可多采用富含膳食纤维的蔬菜和低糖的水果，必要时可选用琼脂类食品，以满足患者的饱腹感。

3. 注意事项　低能量膳食不适用于妊娠肥胖者。采用低能量膳食的患者，活动量不宜减少，否则难以达到预期效果。减肥的患者应同时增加运动量，并注意饮食与心理平衡，防止出现神经性厌食症。由于主食量的减少易引起膳食其他营养素的不足，故应注意及时补充，必要时可服用维生素和矿物质制剂。

4. 食物宜忌

（1）宜用食物

1）谷类、水产、瘦肉、禽类、蛋、乳（脱脂乳）、豆类及豆制品、蔬菜、水果和低脂肪富含蛋白质的食物等，但应限量选用。

2）宜多选择粗粮、豆制品、蔬菜和低糖的水果等，尤其是叶菜类。

3）烹调方法宜用蒸、煮、拌、炖等无油的做法。各种菜肴应清淡可口。

（2）忌（少）用食物：肥腻的食物和甜食，如肥肉、动物油脂（猪油、牛油、奶油等）、花生、糖果、甜点心、白糖、红糖、蜂蜜等。

（三）高蛋白膳食

蛋白质膳食（high protein diet）是指蛋白质含量高于正常人的膳食。因疾病（感染、创伤或其他原因）导致机体蛋白质消耗增加，或机体处于康复期需要更多的蛋白质用于组织的再生、修复时，需在原有膳食的基础上额外增加蛋白质的供给量。为了使蛋白质更好地被机体利用，通常需要同时适当增加能量的摄入量，以防止蛋白质的分解供能。

1. 适用对象

（1）疾病所致蛋白需要量增加者：明显消瘦、营养不良、烧伤、创伤患者，手术前后、肾病综合征、慢性消耗性疾病患者，如结核病、恶性肿瘤、贫血、溃疡性结肠炎等疾病，或其他消化系统炎症的恢复期。

（2）生理需要量增加者：孕妇、乳母和生长发育期儿童也需要高蛋白膳食。

2. 配膳原则　高蛋白质膳食一般不需单独制作，可在原来膳食的基础上添加富含蛋白质的食物即可。如在午餐和晚餐中增加一个全荤菜（如炒猪肝、炒牛肉），或者在正餐外加餐，以增加高蛋白质食物的摄入量。但以不超过摄入能量的20%为原则，其中蛋、奶、鱼、肉、大豆制品等优质蛋白质应占总蛋白的1/3~2/3。

（1）能量：每日供给能量达3 000kcal左右。

（2）蛋白质：每日供给量可达1.5~2.0g/kg。增加摄入量应循序渐进，并根据病情及时调整。视病情需要，也可与其他治疗膳食联合使用，如高能量高蛋白质膳食。推荐的膳食中的热氮比为100~200kcal∶1g，平均为150kcal∶1g，以利于减少蛋白质分解供能而消耗，防止负氮平衡。

（3）脂肪：应适量供给，以防血脂升高，一般每日60~80g。

（4）碳水化合物：宜适当增加，以保证蛋白质的充分利用，每日400~500g为宜。

（5）矿物质和维生素：高蛋白质膳食会增加尿钙排出，长期摄入，易出现负钙平衡。故膳食中应增加钙的供给量，如选用富含钙的乳类和豆类食品。长期的高蛋白质膳食，维生素A的需要量也随之增多，且营养不良者一般肝脏中维生素A贮存量也下降，故应及时补充。与能量代谢关系密切的B族维生素供给量应充足，贫血患者还应注意补充富含维生素C、维生素K、维生素B_{12}、叶酸、铁、铜等的食物。

3. 注意事项　肝性脑病或肝性脑病前期、急/慢性肾功能不全、急性肾炎尿毒症患者不宜采用。

4. 食物宜忌

（1）宜选用含蛋白质高的食物，如瘦肉、鱼类、动物内脏、蛋类、乳类、豆类。

（2）宜选富含碳水化合物的食物，如谷类、薯类、山药、荸荠、藕等，并选择新鲜蔬菜和水果。

（3）避免使用易引起变态反应的食物。

（4）注意避免在摄入高蛋白食物的同时，过多摄入胆固醇及饱和脂肪酸。

（5）机体氮排泄障碍时忌用此膳食。

（四）低蛋白膳食

低蛋白质膳食（protein restricted diet）是指蛋白质含量较正常膳食低的膳食，其目的是尽量减少体内氮代谢废物，减轻肝、肾负担。

1. 适用对象　急性肾炎、急/慢性肾功能不全、慢性肾功能衰竭、尿毒症、肝性脑病或肝性脑病前期患者。蛋白质和氨基酸在肝脏分解产生的含氮代谢产物需经肾脏排出体外。肝、肾等代谢器官功能下降时，出现排泄障碍，代谢废物在体内堆积会损害机体，应限制膳食中蛋白质的含量，采用低蛋白质膳食。

2. 配膳原则

（1）以较低水平蛋白质的摄入量维持机体接近正常生理功能的需要，减少含氮化合物在体内积聚，其他营养素的供给应尽量满足机体需要。

（2）使用低蛋白质膳食的患者往往食欲较差；另外，由于患者病情和患病心理的影响，患者食欲普遍较差，故应注意烹调的色、香、味、形和食物的多样化，以促进食欲。

（3）能量与营养素要求

a. 能量：供给充足能量才能节省蛋白质的消耗，减少机体组织的分解。可采用含蛋白质较低的食物作为主食，如麦淀粉（凉皮、凉粉制品）、马铃薯、甜薯、芋头等代替部分主食以减少非优质蛋白质的摄入。能量供给量根据病情决定，经口摄食不足时可通过静脉补充。

b. 蛋白质：每日蛋白质摄入量一般不超过40g，应尽量选择富含优质蛋白质的食物，如蛋、乳、瘦肉类等。限制蛋白质供给量应根据病情随时调整。病情好转后需逐渐增加摄入量，否则不利于疾病康复，这对生长发育期的患儿而言尤为重要。

c. 矿物质和维生素：供给充足的蔬菜和水果，以满足机体对矿物质和维生素的需要。另外，矿物质的供给应根据病种和病情进行调整，有水肿的患者，除膳食要限制蛋白质外，还应限制钠的供给。

3. 注意事项

（1）正在进行血液或腹膜透析的患者不需要严格限制蛋白质摄入量。

（2）肾功能不良者，在蛋白质限量范围内，选用含八种必需氨基酸丰富的食物，如牛奶、鸡蛋、瘦肉等，使优质蛋白质>50%以上；肝功能衰竭患者应选用含高支链、低芳香族氨基酸的食物，通常以豆类蛋白为主，避免动物类食物。

（3）供给充足的维生素，水、电解质需根据病情而进行调整。

4. 食物宜忌

（1）宜用食物：蔬菜类、水果类、食糖、植物油以及麦淀粉、藕粉、马铃薯、芋头等低蛋白质的淀粉类食物。

（2）忌（少）用食物：含蛋白质丰富的食物，如豆类、干果类，蛋、乳、肉类等。但为了适当供给优质蛋白质，可在蛋白质限量的范围内，适当选用蛋、乳、肉类等。谷类食物含蛋白质6%~11%，且为非优质蛋白质，根据蛋白质的摄入量标准应适当限量使用。

（五）限钠（盐）的膳食

限钠膳食（sodium restricted diet）系指限制膳食中钠的含量，以减轻由于水、电解质代谢紊乱而出现的水、钠潴留。钠是细胞外的主要阳离子，参与调节机体水、电解质平衡、酸碱平衡、渗透压和神经肌肉的兴奋性。肝、肾、心等病变或使用某些药物（如肾上腺皮质激素）会引起机体水、钠平衡失调，出现水、钠潴留或丢失过多，调整膳食中的钠摄入量，纠正水、钠潴留，可达到维持机体水、电解质平衡的目的。食盐是钠的主要来源，每克食盐含钠400mg，故限钠实际上是以限制食盐为主。

钠的正常需要量仍未确定。据估计健康人安全的最低摄入量为500mg/d。临床上限钠膳食一般分为三种：①低盐膳食，全日供钠2 000mg左右。每日烹调用盐限制在2～4g或酱油10～20mL。忌用一切咸食，如咸蛋、咸肉、咸鱼、酱菜、面酱、腊肠等。②无盐膳食，全日供钠1 000mg左右。烹调时不加食盐或酱油，可用糖醋等调味。忌用一切咸食（同低盐膳食）。③低钠膳食，全日供钠不超过500mg。除无盐膳食的要求外，忌用含钠高的食物，如油菜、蕹菜、芹菜等含钠100mg/100g以上的蔬菜及松花蛋、豆腐干、猪肾等。

1. 适用对象　患有心功能不全、急慢性肾炎、肝硬化腹水、高血压、水肿、先兆子痫等疾病患者。
2. 配膳原则

（1）食物要求：根据病情变化及时调整钠盐限量。如肝硬化腹水患者，开始时可用无盐或低钠膳食，然后逐渐改为低盐膳食，待腹水消失后，可恢复正常饮食。对有高血压或水肿的肾小球肾炎、肾病综合征、妊娠子痫的患者，使用利尿剂时用低盐膳食，不使用利尿剂而水肿严重者，用无盐或低钠膳食。不伴高血压或水肿及排尿钠增多者不宜限制钠摄入量。最好是根据24小时尿钠排出量、血钠和血压等指标确定是否需限钠及限钠程度。

（2）食物选择：根据食量合理选择食物。有时为了增加患者食欲或改善营养状况，对食量少者可适当放宽食物选择范围。

（3）烹调方式：改变烹调方法以减少膳食含钠量并增进食欲。食盐是最重要的调味剂，限钠（盐）膳食比较乏味，因此，应合理烹调以提高患者食欲。一些含钠高的食物，如芹菜、菜心、豆腐干等，可用水煮或浸泡去汤方法减少其含钠量，用酵母代替食用碱或发酵粉制作馒头也可减少其含钠量，这样节省下来的钠量可用食盐或酱油补充调味。此外，也可采用番茄汁、芝麻酱、糖醋等调味。烹调时注意色、香、味、形，尽量引起食欲。必要时可适当选用市售的低钠盐或无盐酱油，这类调味剂是以氯化钾代替氯化钠，因此，高血钾患者不宜使用。

3. 注意事项　对某些年纪大、贮钠能力迟缓的患者，心肌梗死的患者，回肠切除术后、黏液性水肿和重型甲状腺功能低下合并腹泻的患者，限钠应慎重，最好是根据血钠、血压和尿钠排出量等临床指标来确定是否限钠以及限制程度。

4. 食物宜忌

（1）宜用食物：不加盐或酱油制作的谷类、畜肉、禽类、鱼类和豆类食品、乳类（低钠膳食不宜过多）。蔬菜和水果（低钠膳食不宜用含钠量大于100mg/100g的蔬果）。

（2）忌（少）用食物：各种盐或酱油制作或腌制的食品、盐制调味品。

（六）限脂肪膳食

限脂肪膳食（fat restricted diet）即减少膳食中脂肪的供给量，又称低脂膳食或少油膳食。减少食物脂肪的摄入，改善脂肪代谢紊乱和吸收不良而引起的各种疾患。

1. 适用对象　Ⅰ型高脂蛋白血症，在摄入含脂肪膳食后一定时间内，对血脂（如乳糜微粒和三酰甘油）清除能力降低，患者的血浆样品冷藏过夜后，血样上部出现一层明显的油状物。摄入高脂膳食后会出现腹痛，皮下脂肪明显增多，多见于胆囊、胆道、胰腺疾病患者，如急慢性胰腺炎、胆囊炎、胆结石；脂肪消化吸收不良，表现为脂肪泻（脂肪痢）的患者，如肠黏膜疾患，胃切除和短肠综合征等所致的脂肪泻；肥胖症。

2. 配膳原则

(1) 食物要求：为了达到限制脂肪的膳食要求，除选择含脂肪少的食物外，还应减少烹调用油。禁用油煎、炸或爆炒食物，可选择蒸、煮、炖、煲、熬、烩、烘等。

(2) 脂肪：根据我国实际情况，建议将脂肪限量程度分为以下三种：

1) 严格限制脂肪膳食：膳食脂肪供能占总能量的10%以下，脂肪总量（包括食物所含脂肪和烹调油）每日不超过20g，必要时采用完全不含脂肪的纯碳水化合物膳食。

2) 中度限制脂肪膳食：膳食中脂肪占总能量的20%以下，饮食中各种类型的脂肪总量每日不超过40g。

3) 轻度限制脂肪膳食：膳食脂肪供能不超过总能量的25%，脂肪总量每日50g以下。

随病情好转，脂肪摄入量应逐渐递增。如急性胰腺炎患者宜供应无脂肪富含糖类的膳食，随病情转归，脂肪由每天10g以下逐渐递增至40g。

(3) 其他营养素：其他营养素供给应均衡。可适当增加豆类、豆制品、新鲜蔬菜和水果的摄入量。由于限制脂肪易导致多种营养素的缺乏，包括必需脂肪酸、脂溶性维生素，以及易与脂肪酸共价结合随粪便排出的矿物质，如钙、铁、铜、锌、镁等，因此，应注意在膳食中及时补充这些营养素。

3. 注意事项　脂溶性维生素的吸收和转运有赖于脂肪的参与，严格限制膳食脂肪可造成脂溶性维生素缺乏，因此，必要时可补充能溶于水的脂溶性维生素制剂。由于中链三酰甘油不会在血中堆积，可允许使用，详见中链三酰甘油膳食。胆囊炎和胆结石患者，尚需限制胆固醇。

4. 食物宜忌

(1) 宜用食物：根据病情、脂肪限制程度选择各种食物。包括谷类、不用油煎炸的瘦肉类、禽类、鱼类、脱脂乳制品、蛋类、豆类、薯类、各种蔬菜和水果。

(2) 忌（少）用食物：含脂肪高的食物，如肥肉、肥瘦肉、全脂乳及其制品、花生、芝麻、松子、核桃、蛋黄、油酥点心及各种油煎炸的食品等。脂肪含量大于20g/100g的食物忌用，（15~20）/100g的食物少用。

(七) 低饱和脂肪低胆固醇膳食

将膳食中的脂肪（饱和脂肪酸）和胆固醇均限制在较低水平的膳食称为低饱和脂肪低胆固醇膳食。目的是降低血清胆固醇、三酰甘油和低密度脂蛋白的水平。

1. 适用对象　高胆固醇血症、高三酰甘油血症、高脂蛋白血症、高血压、动脉粥样硬化、冠心病、肥胖症、胆结石等。

2. 配膳原则

(1) 能量：膳食应控制总能量，使之达到或维持理想体重。但成年人每日能量供给量最低不应少于1 000kcal，这是较长时间能坚持的最低水平，否则有害健康。

(2) 蛋白质：在限制胆固醇时，应注意保证优质蛋白质的供给，可选择一些生物价值高的植物性蛋白质（如大豆及其制品）代替部分动物性蛋白质。

(3) 脂肪和胆固醇：限制脂肪和胆固醇的摄入量，并调整脂肪酸的构成。①限制脂肪总量，脂肪供能应占总能量的20%~25%，一般每日不超过50g。②减少膳食中饱和脂肪酸的含量，使其不超过膳食总能量的10%。③少选用富含饱和脂肪酸的动物性食品，尤其忌用猪油、牛油、肥肉、奶油等。④单不饱和脂肪酸，如橄榄油和菜油，能降低TC和LDL，但不影响HDL，且含不饱和双键少，对氧化作用的敏感性远低于多不饱和脂肪酸,应占总能量的10%。⑤多不饱和脂肪酸占总能量的10%左右。⑥胆固醇摄入量控制在300mg/d以下。

(4) 碳水化合物:碳水化合物占总能量的60%~70%,并以复合碳水化合物为主(如淀粉、非淀粉多糖、低聚糖等),少用精制糖,因为精制糖会升高血脂(尤其是三酰甘油)。

(5) 矿物质和维生素:提供充足的维生素、矿物质和膳食纤维。适当选用些粗粮、杂粮、新鲜蔬菜和水果,以满足维生素、矿物质和膳食纤维的供给量。同时可给予适量的脱脂乳和豆制品以供给足量的钙。因膳食中多不饱和脂肪酸增加,故应相应增加维生素E、C、胡萝卜素和硒等抗氧化营养素的供给。伴高血压的患者,食盐的用量应减少。

3. 注意事项 在确定高脂血症的患者选用此种膳食之前,需对患者进行葡萄糖耐量检查,以排除由于膳食中碳水化合物引起的可能性。一些学者认为多不饱和脂肪酸代替膳食中的饱和脂肪酸,可能会增加癌症、加重胆囊疾病、引起维生素E缺乏等的危险性。此类膳食不适用于正在生长发育期的儿童、孕妇和创伤恢复期的患者。

4. 食物宜忌

(1) 宜用食物:谷类、薯类、脱脂乳制品、蛋类(蛋白不限,蛋黄每周限3个)、瘦畜肉类、鸡肉、兔肉、鱼、豆类、各种蔬菜和水果、植物油(在限量之内使用)、硬果(在限量之内使用)、鱼油。

(2) 忌(少)用食物:油脂类制作的主食、全脂乳及其制品、蛋黄、烤鸭、烧鹅、鱼籽、咸猪肉、肥肉、动物的内脏和脑组织、动物性油脂(海洋生物油脂除外)、香肠等。

(八) 中链三酰甘油膳食

中链三酰甘油膳食膳食系指以MCT代替部分LCT的膳食。目前临床使用的MCT多为油的形式,在烹调食物时放入。

MCT与LCT相比,有以下特点:①分子量较小,相对能溶于水,在生物体内溶解度高,脂肪酶对其的作用效率更大,易于吸收。②大部分能以三酰甘油的形式吸收,故在胰脂酶和胆盐缺乏时,对其吸收影响不大,不会刺激胰液分泌。③在肠黏膜上皮细胞内不明显地结合到乳糜微粒中,也不易与蛋白质结合,可直接经门静脉进入肝脏。④在肝内不合成脂类,故不易形成脂肪肝。⑤不需肉碱存在,可很快通过线粒体膜,迅速而有效地被氧化供能。⑥轻度降低胆固醇吸收,并减慢肝内合成。

1. 适用对象 消化、吸收与运输普通脂肪(长链三酰甘油)有障碍的患者,如胃大部分或全部切除、大部分肠切除术后、胆道闭锁、阻塞性黄疸、胰腺炎、胆盐和胰脂酶缺乏、肠原性脂肪代谢障碍、局限性肠炎伴脂肪痢、Whipple和Crohn病、乳糜胸、乳糜尿、乳糜性腹水、高乳糜微粒血症、Ⅰ型高脂血症。

2. 配膳原则

(1) 膳食要求:为确保患者能真正摄入MCT,宜以MCT作为调味汁、色拉油等用作蔬菜、点心等的配料,也可用作烹调油用于烹调肉、鱼、禽、蔬菜等食物,但应将MCT吸入食物中,才能保证患者摄入。

(2) 餐次要求:宜少量多餐。由于MCT水解速度快,若一次大量摄入,会使肠腔内液体呈高渗状态;此外,其分解的游离脂肪酸过多时,也会刺激肠道,引起腹胀、腹绞痛、恶心、腹泻等胃肠道症状。因此,进食时要慢,采用少量多餐的办法,或用MCT制备的食物作为加餐,以避免症状出现。但采用此种膳食一般很少出现上述症状。

（3）能量与营养素要求

1）脂肪：用MCT代替部分长链三酰甘油供能膳食中的脂肪不宜全部由MCT供给，只能取代部分长链三酰甘油。长期使用MCT易缺乏必需脂肪酸。一般由MCT提供的能量占脂肪能量的65%，占膳食总能量的20%，其余的35%由长链三酰甘油供给。

2）碳水化合物：适量供给双糖MCT氧化较快，其生酮性远大于长链三酰甘油，蔗糖等双糖能降低其生酮作用。

3. 注意事项　对于糖尿病、酮中毒、酸中毒等患者，由于肝外组织利用酮体的能力往往已经饱和，使用MCT不仅浪费能源，而且会加剧酸中毒的危险，故不宜使用。大部分MCT在肝内代谢，所以肝硬化患者也不宜应用。

4. 食物宜忌

（1）宜用食物：①含脂肪较少的食物，如未加油脂制成的谷类、点心、豆类、豆制品、蔬菜、水果、脱脂乳类和蛋清。②精瘦肉类、鸡、虾、鱼等可限量使用，每日用量不超过150g。③蛋黄每周少于3个。④烹调油在规定用量范围内，部分用MCT代替。

（2）忌（少）用食物：含饱和脂肪高的食物，如肥肉、鹅、鸭、全脂乳类、奶油、市售油脂糕点和油煎炸的食品等。

（九）低嘌呤膳食

低嘌呤膳食（low purine diet）是限制膳食中嘌呤含量的一种膳食。嘌呤在体内参与遗传物质核酸的代谢，有重要的生理功能。嘌呤在体内代谢的最终产物是尿酸，如果嘌呤代谢紊乱，血清中尿酸水平升高，或尿酸经肾脏排出量减少，可引起高尿酸血症，严重时出现痛风症状，此类患者必须限制膳食中嘌呤的含量。

1. 适用对象　痛风患者及无症状高尿酸血症患者。

2. 配膳原则

（1）食物要求：限制外源性嘌呤的摄入，增加尿酸的排泄。选用嘌呤含量低于150mg/100g的食物。保证蔬菜和水果的摄入量，尿酸及尿酸盐在碱性环境中易被中和、溶解，因此应多食用蔬菜、水果等碱性食物。

（2）能量及营养素要求

1）能量：限制总能量的摄入量，每日摄入总能量应较正常人减少10%～20%，肥胖症患者应逐渐递减，以免出现酮血症，促进尿酸的生成，减少尿酸的排泄。

2）蛋白质：适当限制蛋白质的摄入，每日蛋白质的摄入量约为50～70g，并以含嘌呤少的谷类、蔬菜类为主要来源，或选用含核蛋白很少的乳类、干酪、鸡蛋、动物血、海参等动物蛋白。

3）脂肪：适量限制脂肪的摄入，应占总能量的20%～25%，约为40～50g。痛风患者多伴有高脂血症和肥胖症，且体内脂肪堆积可减少尿酸排泄，故应适量限制。

4）碳水化合物：每日摄入量可占总能量的60%～65%，合理供给碳水化合物，可起到抗生酮作用，并可增加尿酸的排出量。但果糖可促进核酸的分解，增加尿酸生成，应减少果糖类食物的摄入，如蜂蜜等。

3. 注意事项　嘌呤广泛存在于各类食物中，但含量高低不等，需结合病情确定限制程度，以免出现蛋白质营养不良。

第七章 住院患者的膳食

4. 食物宜忌

(1) 宜用食物：严格限制嘌呤者宜用嘌呤含量低于25mg/100g的食物，中等限制的可用嘌呤含量为25～150mg/100g的食物。

(2) 忌（少）用食物：不论病情如何，痛风患者和高尿酸症者都忌（少）用高嘌呤食物。

常见食物的嘌呤含量总结如下：

a. 微量嘌呤食物（<25mg/100g）：乳类及乳制品、蛋类、动物血、海参、海蜇皮中嘌呤含量极低。其他微量嘌呤食物有谷类中的米、麦、米粉、面条、通心粉、麦片、玉米等；根茎类的马铃薯、芋头等；蔬菜类中的白菜、苋菜、芥蓝、芹菜、韭菜、韭黄、苦瓜、黄瓜、冬瓜、丝瓜、胡瓜、茄子、胡萝卜、萝卜、青椒、洋葱、番茄、木耳、腌菜等，以及各种水果。

b. 中等量嘌呤食物（25～150mg/100g）：豆类中的绿豆、红豆、四季豆、豌豆、豇豆、豆腐、豆干、豆浆等；畜禽类中的鸡肉、猪肉、牛肉、羊肉、鸡心、鸡肫、鸭肠、猪腰、猪肚、猪脑等；水产品中的黑鲳鱼、草鱼、鲤鱼、秋刀鱼、鳝鱼、鳗鱼、乌贼、虾、螃蟹、鲍鱼、鱼翅、鱼丸等；蔬菜类中的菠菜、花椰菜、茼蒿菜、洋菇、鲍鱼菇、海带、笋干、金针菇、银耳等，以及干果类中的花生、腰果、栗子、莲子、杏仁等。

c. 高嘌呤食物（150～1 000mg/100g）：豆类中的黄豆、豆芽；畜禽类中的肝脏、肠等；水产类中的白鲳鱼、鲢鱼、带鱼、乌鱼、海鳗、沙丁鱼、草虾、牡蛎、蛤蜊、蚌蛤、干贝、鱼干等；蔬菜类中的豆苗、芦笋、紫菜、香菇等，以及各种肉汤、鸡精、酵母粉等。

（十）少渣膳食

少渣膳食又称低纤维膳食（fiber restricted diet），是一种膳食纤维（植物性食物）和结缔组织（动物性食物）含量极少，易于消化的膳食。目的是尽量减少膳食纤维对胃肠道的刺激和梗阻，减慢肠蠕动，减少粪便量。

1. 适用对象　消化道狭窄并有梗阻危险的患者，如食管或肠管狭窄、食管静脉曲张；肠憩室病，各种急、慢性肠炎，痢疾，伤寒，肠道肿瘤，肠道手术前后，痔瘘患者等；全流质膳食之后，软食或普食之间的过渡膳食。

2. 配膳原则

(1) 食物选择：限制膳食中纤维的含量，尽量少用富含膳食纤维的食物，如蔬菜、水果、粗粮、整粒豆、硬果，以及含结缔组织多的动物跟腱、老化肌肉。选用的食物应细软、渣少、便于咀嚼和吞咽，如肉类应选用嫩的瘦肉部分，蔬菜选用嫩叶、花果部分，瓜类应去皮，果类用果汁。

(2) 食物要求：将食物切碎煮烂，做成泥状，忌用油炸、油煎的烹调方法。禁用烈性刺激性调味品。

(3) 能量与营养素要求

1) 能量与脂肪：少量多餐，热能充足。膳食中脂肪含量不宜过多，腹泻患者对脂肪的消化吸收能力减弱，易致脂肪泻，故控制膳食脂肪量。

2) 矿物质和维生素：由于食物选择的限制，膳食营养难以平衡，而且限制蔬菜和水果，易引起维生素C和部分矿物质的缺乏，有些果汁含较多的有机酸，易刺激肠道蠕动。必要时可补充维生素和矿物质制剂。

3. 注意事项　长期缺乏膳食纤维，易导致便秘、痔疮、肠憩室及结肠肿瘤病等的发生，也易导致高脂血症、动脉粥样硬化和糖尿病等,故少渣膳食不宜长期使用,待病情好转应及时调整。

4. 食物宜忌

(1) 宜用食物:精细米面制作的粥、烂饭、面包、软面条、饼干;切碎制成软烂的嫩肉、动物内脏、鸡、鱼等;豆浆、豆腐脑;乳类、蛋类;菜水、菜汁,去皮制软的瓜类、番茄、胡萝卜、马铃薯等。

(2) 忌(少)用食物:各种粗粮、老玉米,整粒豆、硬果,富含膳食纤维的蔬菜、水果,油炸、油腻的食品,辣椒、胡椒、咖喱等浓烈刺激性调味品。避免食用大块肉类和含油脂高的食物,如带骨鸡鸭、多刺鱼、整虾等。

(十一) 高纤维膳食

增加膳食中的膳食纤维量,使其在一日中摄入的总量不低于25g。目的是增加粪便体积及重量、刺激肠道蠕动,促进排便。

1. 适用对象　习惯性便秘,误食异物需刺激肠道蠕动使其排出,预防和控制高脂血症、冠心病、糖尿病、肥胖病等。

2. 膳食原则

(1) 在普通饭的基础上,增加含粗纤维的食物,如韭菜、芹菜、粗粮、麦麸、玉米等。

(2) 多饮水,每日饮水6~8杯,特别是清晨饮水,可刺激肠道蠕动。

(3) 如因患者的咀嚼困难限制,可选用膳食纤维配方。

3. 忌用食物　少用精细食物,不用辛辣调味品。

(十二) 管饲膳食

管饲膳食是一种由多样食物混合制成的流质状态的膳食,它应具有充分而适当的营养,黏稠度适宜,便于通过导管喂饲,是供给不能口服自然食物患者的一种营养较全面的肠道营养膳食。管饲部位通常有鼻胃(空肠)管喂养、胃造口喂养和空肠造口喂养等,喂养方法可采用分次灌注法和缓慢滴注法。

1. 适用对象

(1) 不能经口膳食,需用管饲方法来维持营养的患者,如头、颈部手术或经放射治疗而致咀嚼吞咽困难,食管、胃手术后或食管黏膜被强碱损伤、颜面烧伤等。

(2) 严重昏迷、失去知觉的患者,如脑外伤、脑血管意外等。

(3) 患者处于营养缺乏状态,急需增进营养,但又缺乏食欲,不能口服充分的食物以满足营养需要时,如严重烧伤、肿瘤切除后采用化疗的患者等,可用管饲补充口服饮食之不足。

2. 配膳原则

(1) 食物要求:膳食呈流质状态,一般为自制的混合奶、匀浆膳或商品制剂,其稠度要易于通过导管,便于饲喂。膳食在制备、输送、保存及饲喂的每个过程,都必须严格遵守卫生要求,严防细菌污染,保证卫生安全。24小时内未用完部分应弃去。

(2) 能量及营养素要求

1) 能量:为了达到营养要求,管饲膳食应由多样食物混合组成,一般每1mL供给能量1kcal。

2) 蛋白质:每1 000mL中约含蛋白质25~45g,应不超过总能量的20%,过多易导致腹泻并增加肾脏负担。

3) 食物宜忌:忌(少)用未过滤肉汤制作匀浆膳,避免肉汤上层的大量脂肪引起的腹泻和导管的污染。

三、试验膳食

试验膳食是指在临床诊断或治疗过程中，短期内暂时调整患者的膳食内容，以配合和辅助临床诊断或观察疗效的膳食。

（一）胆囊造影检查膳食

1. 目的　胆囊造影检查膳食（cholecystography diet）主要用于辅助胆囊造影术检查胆囊和胆管病变。

2. 膳食要求

（1）造影前一天的午餐：为了提高胆囊显影效果，应进食高脂肪膳食，膳食中脂肪含量不少于50g，以促使胆囊排空陈旧、浓缩的胆汁，便于新分泌的含造影剂的胆汁进入胆囊。可用油炒或煎蛋、肥肉、全脂牛乳、奶油、动植物油等。

（2）造影前一天的晚餐：进食无脂肪高碳水化合物的少渣膳食，即除主食外，不用烹调油和含蛋白质的食物，如米饭、馒头、大米粥、面包、马铃薯、果汁等，以免刺激胆汁分泌和排出。

（3）晚餐后：口服造影剂，以后禁食和禁烟。

（4）检查当日：禁食早餐，服造影剂14小时后开始射片。如果显影明显，再进食高脂肪膳食一次，刺激胆囊收缩排空，再次胆囊造影，观察胆囊、胆管变化。

（二）肌酐试验膳食

1. 目的　肌酐试验膳食（creatinine assay diet）主要用于：①检查内生肌酐清除率（endogenous creatinine clearance rate，Ccr），评价患者的肾小球滤过功能。②测定肌酐系数，了解肌无力患者的肌肉功能。

2. 膳食要求　试验期为3天，进食低蛋白质膳食，每日膳食中蛋白质总量限制在40g内。避免食用肉类，在蛋白质限量范围内可选用牛乳、鸡蛋和豆类食物。蔬菜、水果不限。全天主食不超过300g，以免蛋白质超量。可用马铃薯、甘薯、藕粉、甜点心等碳水化合物的低蛋白质食物充饥。忌饮茶和咖啡。

（三）葡萄糖耐量试验膳食

1. 目的　葡萄糖耐量试验膳食（glucose tolerance test diet）主要用于协助诊断糖尿病。

2. 膳食要求　试验前数日，患者正常饮食，每日进食碳水化合物不少于250~300g。试验前一天晚餐后禁食，忌喝咖啡和茶。试验单日清晨空腹抽血，同时留尿标本。然后取葡萄糖75g溶于300mL水中口服。服用后30分钟、60分钟、120分钟和180分钟各抽血一次，同时留尿标本，测定血糖和尿糖。

（四）潜血试验膳食

1. 目的　潜血试验膳食（occult blood examina-tion diet）主要用于协助了解消化道出血情况。

2. 膳食要求　试验期3天内禁食含铁丰富的食物，如动物血、肉类、肝、蛋黄、绿叶蔬菜等；可选用含铁低的食物，如牛乳、蛋清、胡萝卜、大白菜、花菜、米、面、梨、苹果等。

（五）钙、磷代谢试验膳食

1. 目的　钙、磷代谢试验膳食（metabolism diet of calcium and phosphorus）主要用于辅助诊断甲状旁腺功能亢进症。

2. 膳食要求

（1）低钙、正常磷膳食：试验期为5天，前3天为适应期，后2天为代谢试验期。每日膳食含钙量少于150mg，磷600~800mg，收集最后一天24小时尿液，测尿钙排出量。正常人进食这种膳食后，尿钙排出量减少，每日不超过150mg，如果超过200mg，可辅助诊断甲状旁腺功能亢进症。膳食宜选择低钙高磷的食物，如米、面粉（富强粉）、番茄、马铃薯、莴笋、冬瓜等，也可以少量选用蛋、肉和豆类食物，不用牛乳。食盐选用精盐，不用酱油。

（2）低蛋白质、正常钙磷膳食：试验期为5天，前3天为适应期，后2天为代谢试验期。每日膳食蛋白质含量不超过40g，忌用肉类，钙500~800mg，磷600~800mg。最后1天测空腹血磷和血肌酐含量，并留24小时尿测尿磷和尿肌酐，计算肾小管磷重吸收率。膳食宜选用含蛋白质低的谷类，含钙高的蔬菜，如油菜、小白菜、芹菜等，在蛋白质限量范围内可适量选用牛乳、鸡蛋和豆制品。

（徐建文）

第二节　住院患者膳食指南

患者膳食指南应在遵守《中国居民膳食指南》的基础上，在保证患者基本营养需要（basic nutritional needs）的前提下，根据疾病的发生部位、疾病所处的阶段和进展情况、治疗方案等对其膳食进行科学合理的安排，为其选择科学合理的营养支持方式，以达到辅助治疗的目的。

一、患者膳食管理的原则

为了保证营养治疗的效果，应遵守以下患者膳食管理原则（principles of dietary management of patients）。

1. 应在保证患者基本营养需要的前提下，根据疾病的特点和治疗的需要以及营养评定（nutritional assessment）结果，制定营养治疗方案，安排食谱或制定特定的饮食配方，对患者的膳食进行科学合理的安排，为其选择科学合理的营养支持方式，确定给予的方式和营养支持的途径，以达到预期的治疗效果，或有助于疾病的诊断。通过选择食物的品种，增加或减少某些营养素的量，如控制能量可使肥胖者体重减轻；增加营养可纠正营养不良或使消瘦者体重增加；对手术患者在术前或术后进行营养调整，有利于手术成功和术后的恢复；对高脂血症患者，在控制含胆固醇高的动物性食物的摄入时，可通过补充植物蛋白，特别是豆类蛋白，满足机体对蛋白质的需要；通过调整食物的组成，减少某些营养素的量，可减轻某些脏器的负荷，有利于疾病的治疗，如在急性肾小球肾炎少尿期伴有水肿和高血压症时，控制食盐或含钠食物的摄入，可减轻肾脏的负担，控制某些营养成分的摄入，也可控制病情的发展，如糖尿病患者有糖代谢紊乱时，以调整碳水化合物的摄入量作为治疗手段，可使病情得到控制；对某些疾病可以提供特种饮食治疗，如对超高代谢和消化管瘘等疾病患者，可以供给易于消化吸收的高蛋白高能量饮食。在某些情况下，可利用试验饮食作为临床诊断的辅助方法，如隐血试验饮食对怀疑有出血患者能起到协助诊断的作用。

2. 在实施营养治疗前应向患者说明营养治疗的目的，使患者了解为其配制的饮食的合理性与配合营养治疗的重要性，使其能乐意地配合和接受营养治疗。并借此机会开展营养咨询（nutrition counseling），宣传营养知识。

3. 不但应注意治疗膳食（therapeutic diet）在减轻患者器官负荷方面的作用，还要注意治疗膳食对组织器官，特别是消化器官功能的锻炼，同时也应注意治疗膳食对患者整个机体产生的影响。

4. 应选择符合饮食治疗原则的食物和恰当的烹调方法来改变食物的质地，以利于疾病的治疗。如对消化性溃疡（peptic ulcer），食物要充分烧煮，使其易于消化吸收，减少食物纤维，以利于溃疡的愈合。在患者的消化功能许可的情况下，应尽可能变换食物的花样和烹调方法，做到色香味形俱佳，以促进患者的食欲。并注意季节的变换，夏季口味宜清淡，冬季可稍浓厚。同时，要合乎卫生要求，保证其营养充分，质量良好。

5. 全天食物的分配比例要适宜，早餐、中餐和晚餐应按一定的比例分配，必要时可增加餐次，两餐的间隔时间应根据病情做适当的调整。同时，应根据膳食的类型安排餐次，如流质、半流质一般每日5~6次，鼻饲每日6~8次，普食每日3次，软饭每日5次。

6. 对危重患者进行营养治疗时，应深入病房了解病情的变化，及时修订饮食治疗方案，在不影响治疗原则的前提下，尽可能照顾患者的饮食习惯，并做好营养教育和营养咨询工作，使患者能自觉地配合饮食治疗。

7. 应根据病情的变化及时调整营养治疗方案。凡因治疗或诊断需要严格控制能量和某些营养素的摄入时，应按照食谱或特定的饮食配方对各种食物原料准确称重。

8. 应充分考虑患者的家庭情况、经济条件、生活方式、社会地位、职业、对食物的爱好以及食物的市场供应等情况，在不影响治疗原则的前提下，尽可能满足患者的要求，特别要注意食物对患者心理方面的影响，并注意了解患者对饮食质量的反映。但绝不能为了满足患者的嗜好与要求而破坏营养治疗的原则，特别是对需要使用定量膳食的患者。对刺激性较强的食物及治疗上需要限制的食物，要把它们可能对病情产生的不利影响和道理向患者解释清楚。

9. 注意患者总能量的消耗，并依此确定膳食总能量的摄入量，使其达到和保持适宜的体重。需严格限制能量的患者必须卧床休息。

10. 患者出院后需要继续营养治疗时，为其制定的营养治疗方案要有利于家庭成员及访视护士的护理。在患者需要特别护理时，临床营养师和护理人员要与患者的家庭成员共同商定计划，制订出营养治疗方案，并定期访视，根据患者的病情及时修订。

二、选择营养支持途径的原则

1. 营养支持途径（routes of nutritional support）的选择应基于采用营养评定（nutritional assessment）方法对包括营养代谢和机体功能在内的患者的营养状况（nutritional status）做出的全面检查和评估，使用规范的营养风险筛查（nutrition risk screening, NRS）工具对患者的营养风险（nutrition risk）做出正确的评价。前者通常由营养专业人员进行，后者通常由医务人员进行。有必要对每一位住院患者进行营养风险筛查，评估其是否存在营养风险，并根据筛查结果，制定营养支持计划。对危重患者的营养支持应达到维持与改善器官、组织、细胞的代谢和功能，促进康复的目的。

2. 对已有营养不良（malnutrition）和（或）有重度营养风险（severe nutritional risk）的患者（NRS≥3分）给予营养支持可带来更好的临床结局，包括减少并发症的发生率、缩短住院时间等。

3. 如果不存在营养不良和（或）营养风险，管饲和静脉营养有可能增加并发症发生的风险，并增加费用，应该避免。经口进食是最符合生理特点的营养给予途径。如果患者不需禁食（fasting），应首选经口进食的途径。

4. 如果患者存在经口进食的障碍，如神经性厌食（anorexia nervosa）、处于昏迷状态（narcosis）

等，可选择经鼻和十二指肠置管的鼻饲（nasal feeding）途径给予肠内营养制剂。

5. 如果患者患有高位肠瘘（intestinal fistula）、短肠综合征（short bowel syndrome）、肠梗阻（intestinal obstruction）等疾患而无法采用肠内营养途径（enteral route）时，可选择肠外营养途径（parenteral route）给予肠外营养制剂。如果预计患者的肠道功能失常＜10天，可考虑经周围静脉途径（peripheral venous alimentation）给予肠外营养制剂，如＞10天，则考虑经中心静脉途径（central venous alimentation）给予营养支持。

6. 要因人、因地、因病情选择营养支持的途径。如在坏死性胰腺炎（necrotizing pancreatitis）的早期，胃肠功能有明显的障碍，应选用周围静脉营养支持。待胃肠功能恢复后也不宜立即恢复经口进食。因为食物团块进入十二指肠后，可使胰液分泌增加，有导致胰腺炎复发的可能。可选择空肠造口（jejunostomy）给予EN支持。待病情稳定后（一般需3周），再考虑逐渐恢复经口进食。

三、营养供给方式的过渡

（一）如何为患者选择营养治疗和营养支持的方式

从20世纪60年代开始，临床营养的重点是如何针对不同疾病的特点及患者接受的程度，供给普通饭（normal diet）、软饭（soft diet）、半流质（semi-liquid diet）、流质（liquid diet）和医院常规膳食（routine hospital diet）及从这些基本饮食演变而来的各种治疗膳食（therapeutic diet）来治疗各种疾病。如根据疾病的特点设计出的肝胆胰疾病、心血管疾病、糖尿病、痛风症等各种治疗饮食以及各种试验膳食（test diet）等，同时也对某些严重的营养缺乏症，如维生素A、维生素B_2、维生素B_1缺乏，缺铁性贫血，缺碘性甲状腺肿等疾患以富含这些营养素的食物（甚至使用营养素制剂）进行治疗，这些饮食对改善患者的营养状况起到了积极的作用。因而，在患者能够接受上述饮食时，应该尽量采用，或在此基础上经口给予混合奶（mixed milk）、匀浆膳（homogenized diet）、肠内营养制剂（enteral nutrition solution）或肠外营养制剂（parenteral nutrition solution）。

当患者因患某些病症不能经口摄入或不愿摄入上述膳食或上述膳食不能满足营养需要时，可部分或完全采用EN或PN的方式给予营养支持，只要患者的胃肠功能存在，应首选EN。只有胃肠功能不允许时，才考虑使用PN。在患者胃肠道运动功能、消化和吸收功能较弱时，实施EN可能存在能量和蛋白质供给不足的问题，选择合适的肠内营养制剂尤为重要。当即使精心选择了肠内营养制剂，仍然不能满足患者对能量和蛋白质的需要时，可采用EN加PN的营养支持模式，并最好通过外周静脉途径弥补不足的能量和蛋白质。这样既满足了患者的营养需要，也克服了EN与PN各自的不足。当患者的胃肠道功能恢复后，应尽早开始营养供给方式的过渡。

（二）营养供给方式的过渡

在PN向EN过渡（transition from parenteral nutrition to enteral nutrition）的初期，可采用持续滴注（continuous feeding）或重力注入（gravity feeding）的方法经鼻胃管途径给予肠内营养制剂，速度为40～60mL/h，每天的容量和供给的营养与实施PN时相同。随着患者肠道耐受能力的增强，每隔8～24小时以25mL/h的量增加，并注意对营养状况、体液和电解质平衡的监测。在逐渐增加管饲量的同时，逐渐减少肠外营养制剂的容量，这一过渡期一般需要2～3天。如果患者出现恶心、呕吐、腹胀、腹泻、肠痉挛和肠内有大量营养制剂潴留等不耐受症状，可将肠内营养制剂稀释，或更换营养制剂的内容，降低输注的速度。采用上述方法无效时，应暂停管饲，恢复PN，待肠道功能改善后再试。

在 PN 向经口喂养（oral feeding）的 NE 过渡时，不要马上停止 PN，而要注意监测患者的耐受情况。经口喂养应坚持少量多次的原则，间隔时间随每次容量的增加逐渐拉长。由 PN 过渡到经口喂养更困难，因为患者可能无法接受一些要素膳（elemental diet）的味道，每天的容量较大，PN 产生的饱感综合征（satietysyndrome）又使胃的蠕动受到抑制。开始时可将要素膳稀释，或采用管饲与经口喂养相结合的方法。从长期管饲的 EN 过渡到经口喂养的 EN 时也应注意患者是否适应。

由于患者胃肠道的耐受能力有限，在 PN 向经口摄入自然食物（nature foods）过渡时，应将流质作为经口的首选饮食。开始时，应为低渗或等渗液，容量为 30~60mL/h，每天 6~8 次，维持 2 天。随着患者耐受能力的增强，逐步增加食物的品种，给予营养价值高、易消化的食物，增加优质蛋白、维生素、微量元素和膳食纤维的摄入，限制饱和脂肪酸的摄入。直到经口摄入的自然食物满足营养要求，并维持 3~4 天，且无不良反应，才停止 PN。

从管饲的 EN 过渡到经口摄入自然食物时，患者常有食欲缺乏和饱腹感。开始时可在晚间用管饲的方法，白天经口摄入自然食物。这样可以弥补营养素和水的不足。

（徐建文）

第八章 肠内营养支持

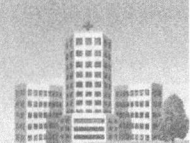

第一节 概述

  肠内营养（enteral nutrition，EN）是指当病人不能耐受正常经口摄食时，通过口服或管饲方式经胃肠道喂饲一些仅需化学性消化或不需消化即能被肠黏膜吸收的营养配方的一种营养干预措施。肠内营养的有效实施有赖于临床医师或营养师对肠内营养的适应证和禁忌证、各种制剂的组分和特点、输注系统的使用和维护，以及在实施过程中可能发生的并发症的预防和处理等充分了解，这样才能使那些不能正常摄食的病人的营养状况得以维持和改善。

  肠内营养可以提供各种必需营养素来满足病人的代谢需要，对儿科病人除了代谢需要外还应满足其生长发育的需要，因此每千克体重给予的能量要高于成人。胃肠内营养供给途径有经鼻胃管、胃造瘘、鼻空肠管和空肠造瘘管喂养。胃肠内营养支持目前在临床上有很大的应用价值，是一种更有益于危重和慢性病人的营养支持方式。

  胃肠内营养与肠道外营养相比，是一种更符合生理、更经济、更安全的营养支持方式。肠内营养首先提供了胃肠自身的营养，维持胃肠道的正常生理功能，可防止胃肠黏膜萎缩、胆汁淤积和肠道内细菌移位等损害。肠内喂养对肠道的正性作用是通过促进消化液的分泌（包括胰、胆分泌）、肠道神经内分泌因子和肠黏膜分泌型免疫球蛋白A（sIgA）的产生等有利于胃肠道生理上和免疫学上的完整性而实现的。其优点不仅表现为较少的感染和代谢并发症，减少病原菌进入或细菌移位至腹膜及循环中的机会，而且肠内营养还可提供比肠外营养更完善的营养制剂，如含有一些特殊的营养素包括谷氨酰胺、ω-3多不饱和脂肪酸和膳食纤维等。尽管鼻胃或鼻肠管喂养在短期（<6周）病人营养支持中是有效的，但对慢性营养障碍需要长期营养支持的病人应建议放置胃造瘘管或空肠造瘘管进行管饲营养。

（王　芸）

第二节 肠内营养的适应证和禁忌证

一、肠内营养适应证

  当胃肠道功能存在，但出于健康原因不能或不愿经口摄食以满足其营养需求时，就应考虑通过各种途径给予肠内营养支持。原则上，肠内营养液应经过有吸收能力的胃肠道而被吸收，但如果胃肠道功能受损，有时可给予不需再消化即可被吸收的肠内营养制剂，如肽类或游离氨基酸配方。胃肠内营养的适

第八章 肠内营养支持

应证主要包括下列情况。

(一) 意识障碍或昏迷

脑外伤、脑血管疾病、脑部手术、脑肿瘤和中枢感染等昏迷病人；精神疾病或老年性痴呆病人无法经口正常进食时应考虑给予肠内营养支持。这类病人通常采用鼻胃管喂养或长期胃造瘘管饲喂养。

(二) 吞咽困难和失去咀嚼能力

口腔和咽喉部手术、下颌骨骨折、颞颌关节病变和重症肌无力等病人，往往吞咽或咀嚼功能障碍而不能正常进食，甚至由于进食可影响创面修复愈合并增加病痛。

(三) 消化道损伤、梗阻或手术

食管物理性损伤或化学性烧伤、上消化道晚期肿瘤引起的梗阻、上消化道术后吻合口水肿等病人，可采用胃或空肠造瘘置管予肠道内营养。

(四) 消化道瘘和短肠综合征

消化道瘘是由于每天经瘘口丢失大量消化液、蛋白质和电解质等营养物质，造成病人的电解质紊乱和营养不良，且局部瘘口的皮肤等软组织可被消化液腐蚀而经久不愈。常见的有食管瘘、胃瘘、胆瘘、胰瘘和各种部位的肠瘘。这类病人可根据瘘的具体位置，选择在瘘的近端或远端置管提供肠内营养，另外还需根据疾病情况和置管位置的不同选择不同的肠内营养制剂，才可取得较为满意的效果。

大多数短肠综合征病人在早期往往经过一段时期的肠外营养供给后应逐渐过渡到肠内营养，根据肠功能代偿情况选择相应的肠内营养配方。在单纯肠内营养时需注意除了给予促进肠黏膜增生的营养素，如谷氨酰胺、精氨酸和可溶性膳食纤维等外，还要根据切除肠段的位置和实验室检查结果，给予相应吸收不良营养素的额外补充，如铁、钙、叶酸和维生素 B_{12} 等。

(五) 胰腺炎

由于急性胰腺炎病人自发病开始即遭受炎症应激、禁食或手术创伤，机体经历了分解代谢增强、明显的负氮平衡过程，临床上通常出现体重下降、低蛋白血症和严重感染等营养不良和免疫力低下表现，并且将持续禁食相当长时间才能恢复饮食。近年来，许多临床研究证实在胰腺炎急性发作期仅给予短期的肠外营养支持后，当病情趋于稳定，血、尿淀粉酶基本恢复正常后即可由肠外营养支持改为肠内营养支持，给予空肠内管饲喂养或鼻饲已经预消化好的肠内营养制剂可以取得很好的效果。

(六) 炎症性肠病

炎症性肠病包括 Crohn's 病和溃疡性结肠炎。活动期的病变肠段黏膜常常出现充血、水肿，甚至发生溃疡面的出血和渗出，这些目前被认为是肠道变态反应所导致的结果，临床上表现为严重而顽固性的腹泻。这类病人由于长期反复遭受腹泻、肠道吸收不良而发生营养不良，因此采用短肽或氨基酸型的肠内营养制剂不仅可不需再消化即可被吸收，而且还可减少肠黏膜对大分子蛋白质的变态反应。

(七) 高分解代谢和慢性消耗性状态

严重感染、手术、重大创伤如多发性骨折和大面积烧伤后，机体处于严重的分解代谢和负氮平衡状态。此时需积极给予病人足够的营养支持来改善全身状况，减少或纠正负氮平衡，促进蛋白质合成，有利于伤口愈合，减少各种并发症的发生。如肠道功能存在则应积极给予肠内营养来保证机体的能量和营养素的需要。

（八）术前准备和纠正及预防手术前后营养不良

1. 术前准备　在肠道手术前的肠道准备阶段给予无渣肠内营养制剂，可在不影响病人的营养供给情况下保证手术中无大便污染，有利于手术顺利进行。

2. 纠正及预防手术前后营养不良　对手术前已经存在营养不良的病人应积极尽早进行肠道内营养支持，以提高机体免疫力和对手术创伤应激的耐受性，保证手术成功并有利于术后伤口愈合。而对手术本身所造成的营养缺乏，只要胃肠道功能存在，就可采用合适的肠内营养支持，以尽快纠正病人的营养不良，减少并发症发生的危险，促进早日康复。

（九）特殊疾病

多脏器功能障碍、器官移植、干细胞移植、严重代谢性疾病等病人在接受肠内营养支持时应掌握疾病的变化特征，要因病、因人而异，抓住病情的主要矛盾，并兼顾其他，慎重决定营养支持的方案，根据病情特点选择合适的肠内营养制剂、剂量和途径来提高此类病人的营养状况，帮助提高病人的抗病能力。

（十）家庭肠内营养支持

适用于病情已稳定、不需再住院接受治疗，但又离不开长期肠内营养支持的病人。可在出院前的住院期间指导和培训病人、家属或社区护理人员，并制订合理的肠内营养方案，让病人出院后在家里接受有效的肠内营养。并建议定期门诊随访，由营养师或医师根据疾病及营养状况调整方案，以确保和提高家庭肠内营养支持的效果。

二、肠内营养禁忌证

通常情况下应该首先考虑选择肠内途径给予营养支持，对不确定的病例，可考虑短期试用。但有以下情况时属于肠内营养的禁忌证。

1. 严重感染、衰竭和休克等。
2. 术后消化道麻痹所致肠功能障碍。
3. 完全性器质性肠梗阻。
4. 活动性消化道出血。
5. 高流量小肠瘘。
6. 严重腹泻和极度吸收不良时。
7. 严重腹腔内感染。

（王　芸）

第三节　肠内营养的实施方法

一、肠内营养的实施途径

肠内营养液进入消化道的途径有经口服、鼻胃、鼻十二指肠、鼻空肠和胃造口、空肠造口置管等多种，具体视胃肠道的病理情况、预计应用管饲的时间和最适合病人的途径而定（图8-1）。

第八章 肠内营养支持

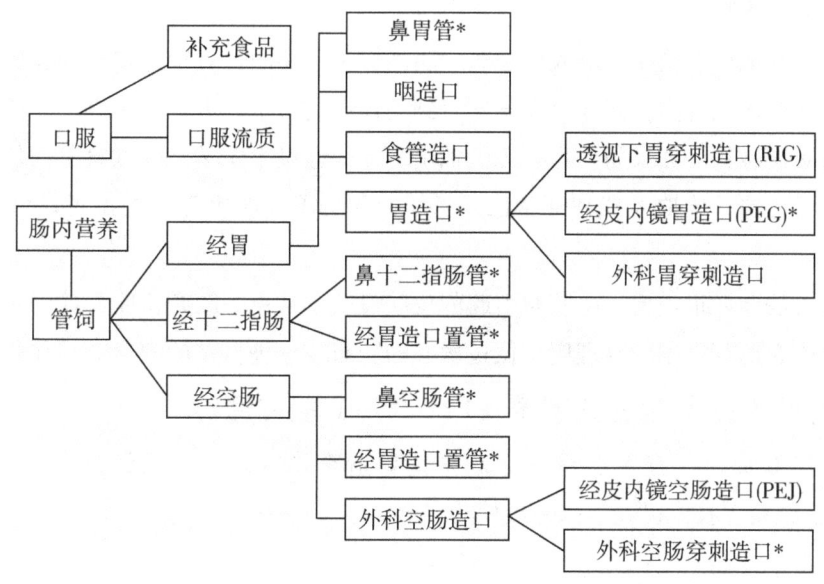

图 8-1 肠内营养的途径

* 示优先选择的途径

（一）经鼻置管肠内营养

肠内营养的途径选择需根据病人原发病病程、估计肠内营养需要持续的时间以及喂养管的应用习惯来实施。鼻管适用于短期的肠内营养支持（<6 周），胃造口术和空肠造口术适用于更长期的肠内营养支持的病人。

1. 适应证 应用鼻胃管和鼻肠管的适应证包括因神经或精神障碍所致的昏迷、吞咽或咀嚼困难、食管疾病而不能正常进食的病人，大面积烧伤病人，某些胃肠道疾病，如短肠和低位小流量瘘，稳定期胰腺炎以及接受化、放疗的肿瘤病人也可以考虑使用。另外，此种方法亦可用于由全肠外营养过渡至肠外联合肠内营养，以及由肠内营养过渡至自主口服进食时。

2. 禁忌证 严重的胃肠功能障碍、胃底静脉曲张和活动性的消化道出血是鼻饲的禁忌证。当胃排空障碍时（常见于术后病人）或易引起胃食管返流时，可通过直接插管至十二指肠或空肠喂饲而降低恶心、呕吐和急性胃扩张的风险。这种方法需要借助透视或内镜，将鼻饲管置入小肠（鼻十二指肠管、鼻空肠管）。

3. 喂养管 理想的喂养管应该由柔软、不溶的材料做成。其强度应能承受输液泵的压力，其内径应能输注各种黏度的营养制剂。其远段的尖头应平滑而利于通过胃肠道。喂养管的内壁也应光滑，以便使用导引钢丝时能顺利抽出。

聚氨酯和具有弹性的硅树脂可被用作鼻饲管的材料。这种材料的导管柔软且外壁光滑，常需与导引钢丝一起应用，以便在管子置入的过程中具有一定的强度而利于插入。同样，道管内壁光滑则有利于导引钢丝的拔出。而由聚乙烯及其化合物所制成的喂养管，由于管子比较坚硬并会引起病人的不适感，易引起某些并发症，故已不再用于长期鼻饲病人。

4. 插管技术 床边插鼻胃管、鼻十二指肠管和鼻空肠管的技术是相似的。应将鼻饲管光滑的头端自病人最宽大的一侧鼻孔插入鼻咽部，如果病人能吞咽，让其吞咽后，使鼻饲管进入胃内。随后病人向右翻身，以便能借助胃的蠕动将管的头端推过幽门进入十二指肠。近来借助透视和内镜放置鼻饲管越来越多。幽门后鼻饲能防止呃逆与误吸。

当给意识不清或咳嗽反射受损的病人插管时，明确管子头端的位置很重要。向管内注气可能误导操作者，因为如果管子插入气管内，同样可在胃部听到气体通过管子的声音。明确管子插入胃肠内最简易的办法是回抽出胃肠内容物。如果肠内容物无法抽出，那么通过影像学来明确管子的位置是最可靠的方法。因为管子是不透光的，故拍 X 线片通常已足够了。如仍不能明确管子的位置，可向管内注射少量造影剂。

鼻饲管的护理方法同样很重要。由胶布引起的皮肤过敏很常见。胶布松脱而使管子被意外拔出常发生于意识清楚却不配合的病人中。合理应用低过敏性的胶布或一种特殊的安全夹往往是安全而有效的。

（二）经皮穿刺内镜胃/空肠造瘘术（PEG/PEJ）肠内营养

当鼻饲营养超过 6 周时，应考虑经皮穿刺内镜胃造瘘术（PEG）或经皮穿刺内镜空肠造瘘术（PEJ）（图 8-2）。该两项技术已在临床开展使用。

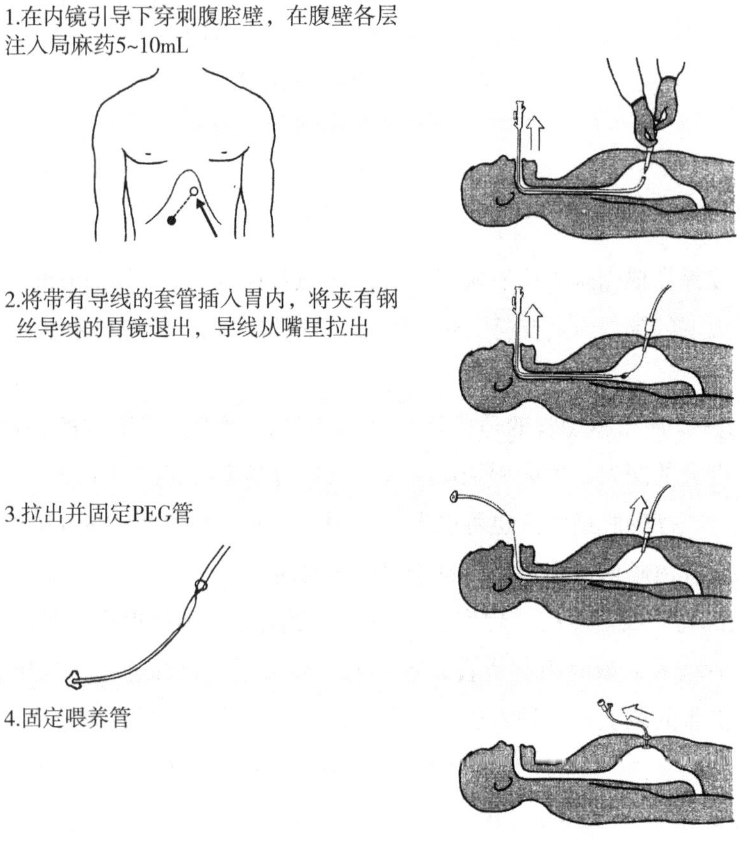

图 8-2　经皮穿刺内镜胃造瘘术（PEG）

1. 经皮穿刺内镜胃造瘘术（PEG）

（1）PEG 适应证：需要较长时间接受肠内营养（>6 周），或不能耐受喂养管对鼻咽部刺激的，且胃肠功能存在的病人是 PEG 最常见的指征。放置 PEG 时谨慎选择病人是关键。国外越来越多伴有脑血管疾病的老年人开始经 PEG 喂养。建议 PEG 喂养时应考虑到病人年龄和机体功能状态，预后极差的病人应避免侵入性及费用昂贵的操作，并选择其他替代喂养方案。试验性短期放置鼻胃管对这类病人更合适，待病人病情改善或维持稳定状态时可再考虑经 PEG 喂养。

（2）PEG 绝对禁忌证：是所有肠内营养的反指征，如口咽喉部有梗阻而不能行内镜者、临终病人。

（3）PEG 相对禁忌证：大量腹水、腹膜透析、严重门脉高压、重度肥胖、严重肝大、既往手术或感染所致的解剖变异等。

2. 经皮穿刺内镜空肠造瘘术（PEJ） 在已做胃切除、胃排空障碍，以及误吸危险性较大的病人中，宜采用 PEJ。如对那些曾接受胃大部 Bilroth Ⅱ 式手术的病人，可不用 PEG 技术而直接用 PEJ 技术通过牵拉法将喂养管放入小肠中。但是，空肠穿刺喂养管的管腔较细而易发生阻塞，在喂养时应注意保持管道的通畅。

PEG 由于有许多临床益处，且操作简易、安全，比外科手术放置更经济而逐渐被医生和病人所接受。而 PEJ 由于操作难度较大，目前临床上应用尚少，还需进一步发展。

3. 经皮穿刺内镜胃-空肠喂养系统（PEG-J） 对有胃输出口狭窄的病人或危重病人，由于存在吸入性肺炎的危险，可将 PEG 扩大为 PEG-J 系统。方法有几种，其中最简便的方法是将双腔喂养管的其中一根在导引钢丝或内镜的引导下放过幽门（图 8-3）。PEG-J 法最大的优点是允许在胃肠减压的同时进行幽门后的肠道喂养。

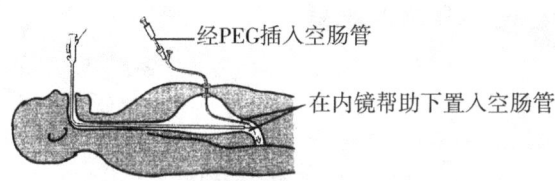

图 8-3 经皮穿刺内镜胃-空肠喂养系统

4. 注意事项 ①胃大部 Bilroth Ⅱ 式手术的病人，可不用 PEG 技术而直接用 PEJ 技术通过牵拉法将喂养管放入小肠中。②目前多数指南推荐置管后 12~24 小时开始喂养，但如果需要早期喂养，置管后 6 小时开始喂养也是安全可行的。③除非 PEG 管堵塞或局部组织腐蚀，一般不需要常规更换。插管后至少 6 周才能拔除以确保穿刺管道成熟、避免胃内容物漏入腹膜腔。如果插管后 7 天内 PEG 管滑脱，不应盲目尝试从外面重放。这种情况下应给予病人 48 小时胃肠减压、静脉抗生素应用及严密监护。1 周后，若病人未出现腹膜炎，可再次放置 PEG。

PEG 容易操作且操作过程中并发症较少。如果喂养管护理得当，其相关并发症也是较轻的。目前，国外 PEG 和 PEG-J 已被广泛应用，国内尚未普及开展。

（三）外科手术置管的肠内营养途径——胃造瘘术和空肠穿刺造瘘术

由于以往一直错误认为术后胃肠道蠕动完全消失，以致这种方法很少被使用。直至 20 世纪 60 年代末，大量实验室和临床研究显示术后胃肠道蠕动的消失主要累及胃和结肠，而小肠的蠕动和消化功能则在腹部手术后数小时就基本恢复。这个结果大大鼓励了术后早期进行肠内营养支持。

1. 适应证 当不能经皮穿刺内镜置管时，就需要通过外科手术进行置管，这种情况多见于由肿瘤引起的消化道梗阻而不能做内镜者。目前，大多数的胃造口术和空肠造口术都是在上消化道大手术同时进行的。对于那些上消化道大手术（如食管切除术、胃切除术、Whipple 手术）术后的病人，目前较适宜的方法是采用空肠穿刺造口术（图 8-4）。

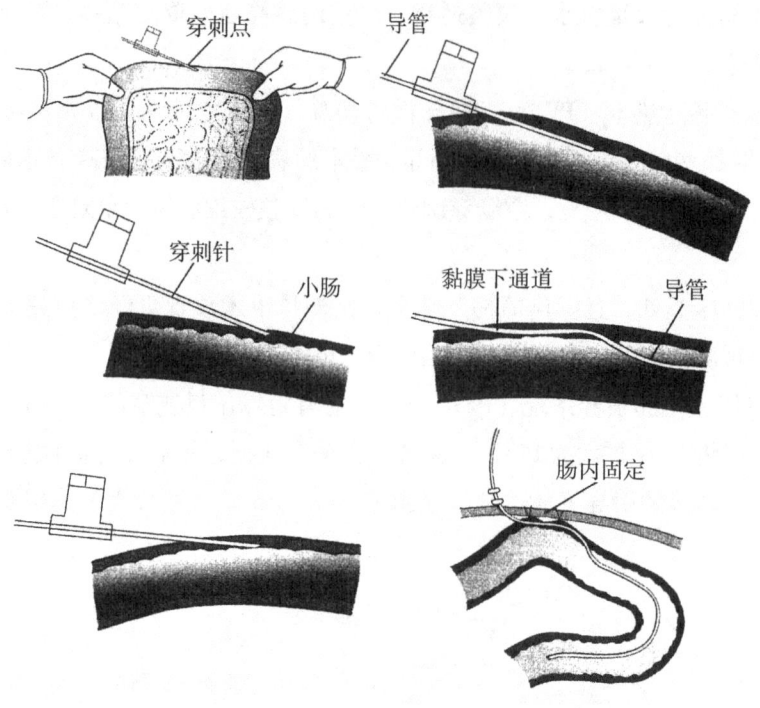

图 8-4 空肠穿刺造口术

外科手术置管的方法各不相同,大致可分为永久性与临时性两种:①永久性胃造口术和空肠造口术的技术要求较高,与临时性造口术相比,耗时较长。②临时性胃造口术和空肠造口术,目前已能通过腹腔镜来做。

2. 置管技术 空肠喂养管应在腹部手术关腹前放置。首先,直径约 1.5mm 的聚氨酯喂养管在穿刺针的导引下经腹壁穿入腹腔。穿刺点一般选择在脐与左肋弓最低点连线中 1/3 处。然后,用带有导芯的套管针在第二或第三空肠襻的肠系膜对侧缘做一长 4~6cm 的黏膜下隧道。黏膜下隧道的作用在于防止拔管后出现肠瘘。撤出导芯,将聚氨酯喂养管从套管针中穿入肠腔。然后做一荷包将喂养管固定在小肠上。最后缝 2~3 针将该肠襻固定在壁层腹膜上。再将固定用硅片在喂养管皮肤穿刺部位缝 2 针以防止喂养管滑脱。喂养管末端有多功能接头以保证其能与各种类型的营养袋相连。这项技术最大的优点是肠内营养可在术后早期进行(在术后 6~12 小时)。

当病人不能采用鼻空肠管或胃造口方法来进行肠内营养且又不希望手术时,空肠穿刺造口术可通过腹腔镜来进行。

3. 并发症 其并发症少见,主要有喂养管内径小所致的堵塞、穿刺点皮肤感染、腹膜瘘、导管滑脱及少见的肠扭转。空肠穿刺造瘘术的并发症很少危及生命,如瘘、腹膜炎及肠梗阻。小肠坏死是一个严重且致命的并发症,严重病例仅在过去有过报道。较轻的并发症如喂养管梗阻、滑脱等可以通过细致的护理而避免。

二、肠内营养的投给方式

当喂养途径及肠内营养配方确定后,就要决定如何输注才最合适。这时就需要一个多学科的小组,以保证所有的临床常规,如治疗、护理计划等都被考虑到。同样很重要的是,意识清醒的病人也应参与此项决定,特别是需长期管饲的病人。肠内营养常见的投给方式有口服和管饲两种。

（一）口服

口服肠内营养能刺激具有抗菌作用的唾液分泌，故优于没有该过程的管饲营养。口服营养制剂可提供病人所需的全部营养组分，目前更普遍的是在病人不愿或不能足够进食时，作为饮食的补充。这在老年人中尤其普遍。是否使用口服肠内营养制剂，取决于有无吞咽能力和食管、胃肠道的梗阻。

研究显示，术后补充口服营养制剂，可以减缓体重下降、提高肌肉强度和减少术后并发症。对那些本来就有营养不良的病人，出院后继续补充营养，有更好的长期效果。如对股骨骨折所致的营养不良病人以及老年人也有好处。

除非有严格的营养支持管理，否则应考虑应用中的困难。此外，口服营养制剂不应替代或减少病人主动的正常饮食。有些病人不能耐受要素制剂的口味，可用麦管吸饮、冷饮或添加调味剂等，有助于降低其不适，向病人说明营养剂的性质、组成与效用，也有助于消除其顾虑而易于接受。目前口服营养制剂的口味已有所改善，但仍然是个问题。通常成人口服足量时需要每次 200～300mL，每天 6～10 次。虽然采用口服营养会占用医务人员和营养师较多的时间，但的确避免了与应用鼻胃管相关问题的出现。

（二）管饲

管饲的方法可分为推注法、间隙输注法和连续输注法 3 种。采用何种输入方法取决于制剂的性质和用量、喂养管的类型与管径大小，以及管端的位置。

1. 定时推注法　将一定量已配制好的或即用型的营养液在一定时间内用注射器（容量＞50mL）缓慢推注。推注的速度不能快于 30mL/min。在成人胃排空无困难时，每次可给予 250～400mL，每天 4～6 次。此种方法适用于鼻胃管或胃造瘘、可活动或不想连续使用喂养泵的病人。

2. 间隙滴注法　将配制好的或即用型的营养液置于肠内营养容器内，经输注管和喂养管相连，缓缓输入胃肠道内。总量在 24 小时循环滴注，但其间隙给予休息。如输注 3 小时，然后休息 2 小时，如此不断重复。这种方法可让病人有一定活动度，并保证胃肠道有一定的周期性休息状态。大多数病人可耐受这种喂养方式。

3. 连续输注法　不间断地向胃肠道内缓慢输注营养制剂，每天总量连续输注可持续 16～24 小时，最好能用喂养泵输注，当然没有条件也可以采用重力滴注法，虽然不是很精确，但依然有效。这种方法适用于危重病人、十二指肠或空肠喂养者。喂养的速率必须在初期有足够的适应递增过程，一般需要 3～4 天的适应期。在开始前，如病人已禁食 2 周以上，则适应期更需延长。在适应期内营养不足部分应由肠外营养补充。

无论采用何种胃内管饲方式，病人应采取半卧位以免发生气管内吸入的危险，尤其是老年、体弱、痴呆和昏迷病人。肠内管饲营养的原则：①输注系统必须能尽量减少被污染的机会（无菌操作、尽可能减少接口等）。②输注营养制剂的浓度、容量与速率必须从低值逐渐调节至能被病人所耐受及可满足需要时为止。在调整过程中，应逐渐增加容量或浓度，两者不可同时增加。③如要通过喂养管输注药物必须征得药剂师的许可（以免喂养管堵塞和药物-营养素的相互作用）。

三、肠内营养输注设备

（一）喂养泵

应该用肠内营养专用泵，而不应该用其他的泵。泵的重量各不相同，有的可用于床边输注，有的可放在随身的背袋中。后者对想活动的病人来说特别有用。营养液的输注是通过带有一个滴数计数器的蠕动泵或容量泵来实现的。喂养泵的设计和功能因不同制造公司而异，须按说明书的指示进行操作，特别是关于输液管的安装和预充盈。同时，要定期维护，保持清洁，以确保设备的正常工作。

在以下情况中，应考虑使用喂养泵输注肠内营养：①当肠内营养液较稠厚时，如高能量配方。②当营养液直接进入十二指肠或空肠时。③当营养液需在限定的时间内输完者。④为防止短时间内输入过量的营养液，如高渗液体。

（二）喂养管

喂养管的选择范围很广，可依当地的实际情况和习惯而定。虽然喂养管的更换频率也很重要，但对病人病情的需要是最重要的决定因素。喂养管有粗、细之分，它们的比较见表8-1。胃造口术和空肠造口术用喂养管的选择也应依据相似的规则。另外，小心的操作对减轻病人的不适是很重要的。

表8-1 粗细鼻喂养管的比较

特点	细喂养管	粗喂养管
内径	6~12F	14~22F
用途	肠内营养	胃肠减压
病人感受	柔软能接受，置管后数小时病人几乎感觉不到管子的存在	质地硬，不适感，会引起鼻道和咽喉部扩张
对咽喉部的影响	很小	有异物感，常引起溃疡
材料	PVC、聚氨酯、硅胶	PVC
放置时间	PVC—约10天聚氨酯/硅胶—数月	几天（厂商仅保证48小时）
费用	2.5~25.0欧元（1.5~15.0英镑）	0.4~1.7欧元（0.2~1.0英镑）
误插危险	如果病人咽反射障碍，或咳嗽、呕吐易误插入气管	由于导管粗致误插的发生相对较少，所致的咳嗽、呕吐较少
确认位置	回抽、听诊或X线检查	回抽、听诊或X线检查（透光，故不易看清）
导引钢丝	可用，也可不用	无导引钢丝
加重的头端	用或不用钨制的加重头端	无加重头端
口服	病人可同平常一样饮食	病人可吃流质，但影响固体食物摄入

（三）输液系统

输液系统由储液器和输液导管组成。在大多数情况下，放置营养液的容器，同样可看作一个储液器。如果要加工营养液，有时就需要把它倒入另一个容器。输液管包括一个滴速调节夹和可供选择的给药接口，输液导管既要和储液器相匹配，又要能在无附加接口时与喂养管相连。

（四）操作要求

如果不严格按无菌操作来管理输注系统，则有细菌污染的危险。因此，在具体操作时须遵守以下原则：①接头尽可能减少。②1个病人使用一套设备。③输液管每24小时更换1次，尤其是病人处于极易被感染的情况下（表8-2），则需要用1次就更换一副输液管。④储液器每24小时需彻底清洗消毒1次。⑤营养制剂应在推荐的时间里输完。⑥必须严格执行操作前洗手的制度。⑦输液管应定时冲洗。

表8-2 易感染病人

- 由于急性感染而接受抗菌治疗的病人
- 癌症病人

续表

- 接受免疫抑制治疗或免疫功能受损的病人
- 胃酸分泌减少的病人
- 直接行小肠内营养的病人
- 大面积烧伤病人
- 新生儿
- 接受长期肠内营养支持的创伤病人
- 重度营养不良病人

(王 芸)

第四节 肠内营养制剂

肠内营养制剂不同于人们日常经口摄入的膳食食品,而是一类比普通食品更易消化或不需消化即可被肠道吸收的经过加工处理的医疗食品(medical foods, MF)。肠内营养制剂发展至今,品种繁多,并有不同的分类方法。有的是根据蛋白质的预消化程度分类,有的是根据临床应用的指征进行分类。肠内营养制剂有粉剂和溶液两种剂型,通常用于纠正单纯营养不良的平衡制剂被称为标准配方。

一、肠内营养制剂的种类

(一)匀浆膳

由于细喂养管的内径很小(达 2~3mm),食物中的蛋白质和无机物质互相凝结容易引起导管阻塞。因此,食物应该是不黏稠和均质的。危重病人的营养支持必须遵循相关的无菌操作制度来预防胃肠道感染,这是非常重要的,尤其当营养物质直接注入幽门以下的小肠内,此时没有胃酸抗感染的屏障作用。

膳食配方中应该包括病人需要的所有常量和微量营养素。在20世纪70年代,由于工业化的进步,出现了品种繁多的液体营养产品,这些液体营养制剂很易通过喂养管,而且这些营养配方的组成能适合于大多数病人的需要。当费用、供应等原因使这类即用型液体产品不能被采用时,此时可选用普通食物经搅拌制成匀浆。另外,粉末状的配方可以在使用前溶解调配,这比已商品化的液体制剂便宜且便于运输。

制备匀浆膳应注意以下几点:①根据病人对蛋白质、脂类、碳水化合物、微量营养素和电解质的需要来调整营养配方。②绝对不能把过量的膳食纤维混合在配方中,否则会使配方变得稠厚,易导致喂养管阻塞,如果需要,膳食纤维应该用水稀释后单独给予。③匀浆不能煮沸,如果可能可采用巴氏消毒法来防止细菌污染。④匀浆必须在严格无菌环境下制备,并且在制作后立即冷藏(7℃以下),如果是连续滴注,常温下放置不超过6小时。⑤匀浆应是液体状的,容易通过喂养管而防止阻塞,这也就意味着制备后的匀浆应该经过过滤。⑥家庭制作的肠内营养膳只能用于胃造口术或鼻胃管喂养,假如喂养管被放置在十二指肠或空肠内,必须选择无菌配方。⑦每隔4小时用30mL水冲洗喂养管以预防管道阻塞。⑧由于营养素的来源不同,家庭制作的配方总是热能密度较低,因此,往往需要大量液体才能满足病人的需要。⑨由于采用家庭制作的匀浆很难完全满足病人的营养需要,因而必须严密监测病人的摄入量、排出量、体重和症状。

(二) 商品化制剂

商品化制剂是由厂家生产，市售有各种稠度的液体或粉剂形式。商品化制剂是无菌的，根据蛋白质的预消化程度可分为多聚配方、低聚和单体配方、特殊配方（专病配方）和组件配方（表8-3）。

表8-3 肠内营养配方的特征

类型	亚型	成分特性	适应证
多聚配方	标准型	营养素分布与正常饮食相同	胃肠道功能正常
	高蛋白质型	蛋白质>总能量的15%	分解代谢状态、创伤愈合期
	高能量密度型	8.4kJ (2kcal) /mL	液体受限、电解质不平衡
	富含纤维型	5~15g/L (TDF)	肠道功能紊乱
低聚配方	部分水解型	成分丰富	消化和吸收功能受损
	肽类	一种或多种营养素被水解	
单体配方	游离氨基酸		
专病配方	肾病专用	低蛋白质，低电解质负荷	肾衰竭
	肝病专用	高支链氨基酸，低芳香族氨基酸，低电解质	肝性脑病
	肺病专用	高脂肪含量	成人呼吸窘迫综合征
	糖尿病专用	低碳水化合物负荷	糖尿病
	增进免疫型	精氨酸，谷氨酰胺	代谢应激
		ω-3脂肪酸，核苷酸，抗氧化物质	免疫受损

1. **多聚配方** 作为肠内营养的标准配方，多聚配方营养全面且大多由完整的营养素组成，这就意味着需要有功能健全的消化系统，在医院和家庭护理中均适用。

配方成分特点：整蛋白质作为氮源，低聚糖、麦芽糖糊精或淀粉作为糖类的来源，植物油作为脂肪来源，无机物质、维生素和微量元素符合RDA推荐的100%。多聚配方中不含有乳糖，大部分去除麸质。由于营养素均未水解，其渗透压保持在一个较合理的接近生理的水平（大约在300mmol/L），这有利于促进肠道耐受性。能量密度范围为2.09~8.368kJ（0.5~2kcal）/mL不等，可适应不同病人的个体需要。如在开始肠内喂养时常需用2.09~4.184kJ（0.5~1kcal）/mL密度，而6.28~8.368kJ（1.5~2kcal）/mL密度可满足高能量需求又需限制液体的病人。

（1）碳水化合物：碳水化合物提供40%~60%能量，使得它们成为主要的能量来源。多聚配方中糖类的主要来源是麦芽糖糊精，好处在于它们比淀粉更易溶解，渗透压负荷较低，且在肠道很快被水解。加入少量蔗糖虽然增加渗透压但改善了口味（有利于口服）。某些制剂也含有淀粉。

（2）膳食纤维：所有小肠内未消化的碳水化合物到达结肠后全部或部分可代谢和提供能量的成分被称为膳食纤维（TDF）。不含淀粉的多糖、菊粉和低聚果糖、抗性淀粉和木质素是膳食纤维的主要成分。饮食中添加纤维可影响营养素吸收，碳水化合物和脂肪代谢，粪便体积和重量，以及结肠内的酵解。

考虑到生理效应，纤维被分为可溶性纤维（容易酵解）和不可溶性纤维（不易酵解）。不可溶性纤维（吸水性的），富含纤维素和木质素，其通过吸收水分而增加粪便量，可预防便秘，促进胃肠道功能和调节胃肠转运时间。可溶性纤维（如：果胶和树胶）在结肠内可被厌氧菌群酵解，提供维持结肠结构和功能的底物。目前一些市售商品化富含纤维的肠内营养制剂含膳食纤维量为5~15g/L不等。

基于已证实了普通饮食中膳食纤维的重要性和益处，推荐到肠内营养制剂并建议除非需要限制纤维，多聚配方中纤维含量应与普通饮食类似。

（3）蛋白质：多聚配方中蛋白质占总量的15%～25%，含量为30～80g/L不等，非蛋白质能量与含氮量之比为75∶1～200∶1（kcal/g）。来源包括天然形式的蛋白质（如牛奶、鸡蛋清）和多种天然食物中提取的蛋白质分离物。由于蛋白质分子较大，因此它对配方的渗透压影响较少。

（4）脂肪：多聚配方中脂肪是等渗和能量密度高的非蛋白质热能成分。肠内营养剂中脂肪一般来源于玉米和大豆，也有葵花油和芸苔油（单不饱和脂肪酸）。这些植物油大多提供长链脂肪酸，包括必需脂肪酸，它们有助于限制渗透压。多聚配方中的脂肪占总能量的25%～40%，中链脂肪酸（MCT）可取代全部或部分的脂肪成分。MCT不需要胆盐和胰酶，不进入淋巴系统而直接被吸收入门脉系统，使得它们在一些吸收不良和乳糜胸中特别有用。但是，MCT不含必需脂肪酸并可能因延迟胃排空而导致不耐受。

（5）电解质和微量营养素：当给予足量而完整的营养配方时，维生素、电解质和微量元素的供给符合RDA推荐的100%。然而，必须考虑到在需要量增加或有特殊营养素丢失的情况下，应给予肠内或肠外补充并严密监测。

（6）水：肠内营养配方的能量密度取决于含水量。提供4.184kJ（1kcal）/mL的配方含水85%，而更高能量密度的配方8.368kJ（2kcal）/mL提供70%的水分。

2. 低聚和单体配方　有的书上称为要素膳（但这是个错误的概念，因为它们不是由化学元素如C、N、O组成的），化学上定义的低聚和单体配方是由不同程度水解的宏量营养素组成的，几乎不需要消化，基本可以完全被小肠吸收。配方中无乳糖和麸质，几乎不产生残渣。在肠内营养剂中，溶液的渗透压与成分中的营养素分子大小呈反比。对氨基酸和小分子肽而言，由于其粒子减少，因此配方的渗透压也相应提高。

（1）单体配方：由游离氨基酸、单糖和双糖，以及不同剂量的MCT和（或）必需脂肪酸组成。大多数配方含所有已被肯定的必需营养素，如无机物质、维生素、微量元素、必需脂肪酸等。钠的含量通常是低的。多数单体配方有以下特点：能量密度为4.184kJ（1kcal）/mL；含氮浓度约7g/L；非蛋白氮热能与氮的比值是627.6kJ（150kcal）∶1g；渗透压较高（500～900mmol/L）。单体配方常用于急性Crohn's病。

（2）低聚配方：由蛋白质水解成的双肽、三肽和一些游离氨基酸作为氮的来源。碳水化合物主要是双糖和麦芽糖糊精提供的。配方中含有不同剂量的长链脂肪酸（LCT，作为ω-3和ω-6必需脂肪酸的来源）和中链脂肪酸（MCT，作为能量来源）。低聚配方中也同样含有所有每天推荐剂量的微量营养素，因此，其营养是完全的。相对于单体配方，低聚配方的渗透压较低，并且也能更好地被小肠吸收。已经证实双肽和三肽可直接被肠道吸收，因此，对吸收不良病人现主张倾向于采用低聚配方。

单体和低聚配方的缺点：高渗透压可引起高渗性腹泻；口味差，常常会使口服摄入不足；相对于多聚配方费用高。

单体和低聚配方都可应用于消化和吸收功能不良，或胰腺外分泌功能不良的病人。可能对一些炎症性肠病、短肠综合征、肠梗阻、肠瘘和肿瘤病人的放射性肠炎有作用。

3. 特殊配方（专病配方）　特殊配方可提供给各种疾病或器官功能受损病人的营养需要，也称专病配方。这是肠内营养中一个不断发展的领域，对疾病过程认识的不断提高也导致了多种特殊产品的发展。现有专门为肝病、肾病、呼吸功能不全、心衰竭、胃肠道功能不全、严重的代谢应激状况如创伤和败血症等疾病设计的特殊肠内配方。这些产品的价格高于标准肠内营养配方，而且不合理使用可以导致并发症。

(1) 肝病专用配方:用于肝病和肝性脑病的特殊配方是基于较高含量的支链氨基酸(BCAA)和较低的芳香族氨基酸(AAA)和蛋氨酸,这样可以纠正这类病人血浆氨基酸比率的异常、提高 Fischer 指数(BCAA/AAA)。大多数这类制剂的蛋白质和电解质含量偏低,而由于需要限制液体,能量密度也稍高 [>4.184kJ(1kcal)/mL]。这些配方只能用于肠道功能正常、存在肝性脑病且对标准配方无反应的病人。

(2) 肾病专用配方:急性肾衰竭病人通常处于高分解代谢状态,其肠内营养的主要目标是在提高机体营养状况的同时,尽可能降低血浆尿素氮水平,减少毒性产物蓄积,维持水和电解质平衡。透析前期的病人稳定需要低蛋白质能量密度并富含必需氨基酸的配方。当病人接受透析后,即需要给予富含必需氨基酸的较高蛋白质能量密度的配方。由于水和电解质平衡必需严密监测,肾病专用配方具有高能量密度的特点可以方便液体管理。

(3) 胃肠道功能不全的配方:患有胃肠道功能不全的病人,如胰腺功能减退、短肠综合征、炎症性肠病(IBD)、憩室、肠缺血等,能从水解蛋白质或肽类配方中得益。肠道功能恢复有赖于谷氨酰胺和可溶性膳食纤维的补充,其中膳食纤维是形成短链脂肪酸(SCFA)的前体。谷氨酰胺可以通过提高小肠细胞的增殖和分化,促进肠黏膜屏障功能。同样,SCFA 可以由可溶性纤维的酵解产生,以维持和巩固结肠黏膜的功能。合并憩室、憩室炎和便秘的病人能从添加不溶性(不能酵解)的膳食纤维的肠内营养配方中得益。

(4) 应激和免疫调节配方:这些配方的设计理论上考虑到可调整炎症反应,通过降低肠道细菌移位及增强肠道淋巴组织来加强机体对感染的抵抗力。所谓"免疫增强配方",即在配方中添加单个或多个联合的特殊物质,包括谷氨酰胺、精氨酸、ω-3 脂肪酸、核苷酸和支链氨基酸。这些配方在危重病人中有肯定效果,似乎特别适用于这类病人。

(5) 肺病配方:合并有呼吸功能不全的危重病人,其营养状况恶化通常伴有呼吸肌的重量减轻、无力和机械通气撤离困难。因此,呼吸功能不全的病人有 CO_2 潴留和 O_2 耗竭增加。当这类病人接受营养支持,尤其是给予高糖类营养配方时会增加 O_2 的消耗和 CO_2 的产生,使呼吸困难进一步加重。这个问题可以通过两种方法解决:减少或停止喂养,或者调高营养配方中的脂肪/糖类的比例。在决定采取何种方案之前,必须先确定 CO_2 生成过多和呼吸机依赖是否由于过度喂养引起。

(6) 糖尿病配方:实践证明大多数糖尿病病人在密切监测血糖和给予适当的药物(口服糖尿病药物或胰岛素)时可以选用标准肠内营养配方。大多数标准肠内配方(多聚配方)成分都符合最新的《糖尿病饮食指南》:蛋白质占能量的15%;脂肪占能量的30%(其中1/3 多不饱和脂肪酸,1/3 单不饱和脂肪酸);碳水化合物占能量的55%;含有高膳食纤维。目前有些研究已显示富含单不饱和脂肪酸特殊配方的优点,尤其适合长期需要喂养的病人,以及那些需要短期喂养的头部损伤和应激性糖尿病病人。

4. 组件型肠内配方 组件型肠内配方可由单一宏量营养素或混合营养素组成。一些病人可从专门定制的配方中得益,它通过混合或加入单独的营养素制备,从而满足其特殊的需要。这类配方不仅能改变每个底物的含量,而且还能根据病人的特殊需要改变营养素的类型(如肽类与氨基酸)。通过组件型肠内配方可建立个体化的管饲营养,例如在烧伤病人和需要高热量却又有液体限制的病人(如心、肾、肝衰竭)中。单个营养素的调整可以是蛋白质、脂肪或碳水化合物的量和(或)质,提供了肠内营养的灵活性和多面性。可调节型配方需要较密集的人工处理,从而增加了微生物污染的风险。

组件型配方中基本营养素包括碳水化合物、蛋白质和脂肪，其中：①碳水化合物（CHO）成分对增加能量密度和可口性而很有用。麦芽糖糊精粉剂（葡萄糖多聚物）每克提供 16.74kJ（4kcal）的热量且可口，容易被病人接受；由于它不像其他 CHO 那么甜因此可以大量加入。②蛋白质成分用于增加氮摄入，通常使用的来源包括酪蛋白、乳清蛋白和蛋清蛋白、小麦、大豆蛋白等。酪蛋白的缺点是黏度高很难混匀，一些蛋白质成分对病人来说不如麦芽糖糊精那样可口。③多种脂肪乳剂或油剂，包括 MCT，被用于增加配方的能量和必须脂肪酸的含量。

商品化肠内营养制剂已经历了前所未有的变革，它已经成为营养干预中很重要的一种手段。肠内营养治疗以循证的观点已深入到疾病的治疗和预防的高度，很大程度上促进了大量肠内营养制剂的发展。肠内营养的目标和配方都必须以病人为中心，如适应特殊病人和疾病的需要。健康管理机构也应为病人着想，根据疾病的类型和发生率设计肠内制剂的配方（类似于膳食手册）、调整产品的量和种类。这样的出发点可显著减少成本，同时为病人提供更好的服务，不失为一个很好的管理方法。

二、肠内营养制剂的选择

根据当地的实践经验、习惯和现成的产品，将有助于为大多数病人选择最适宜的肠内营养制剂（图 8-5）。商品化的肠内营养制剂的选择范围很广，应考虑个体化的特点来选择最合适的肠内营养制剂，并且在保证最大的吸收率前提下，输入胃肠道的位置越高越好。

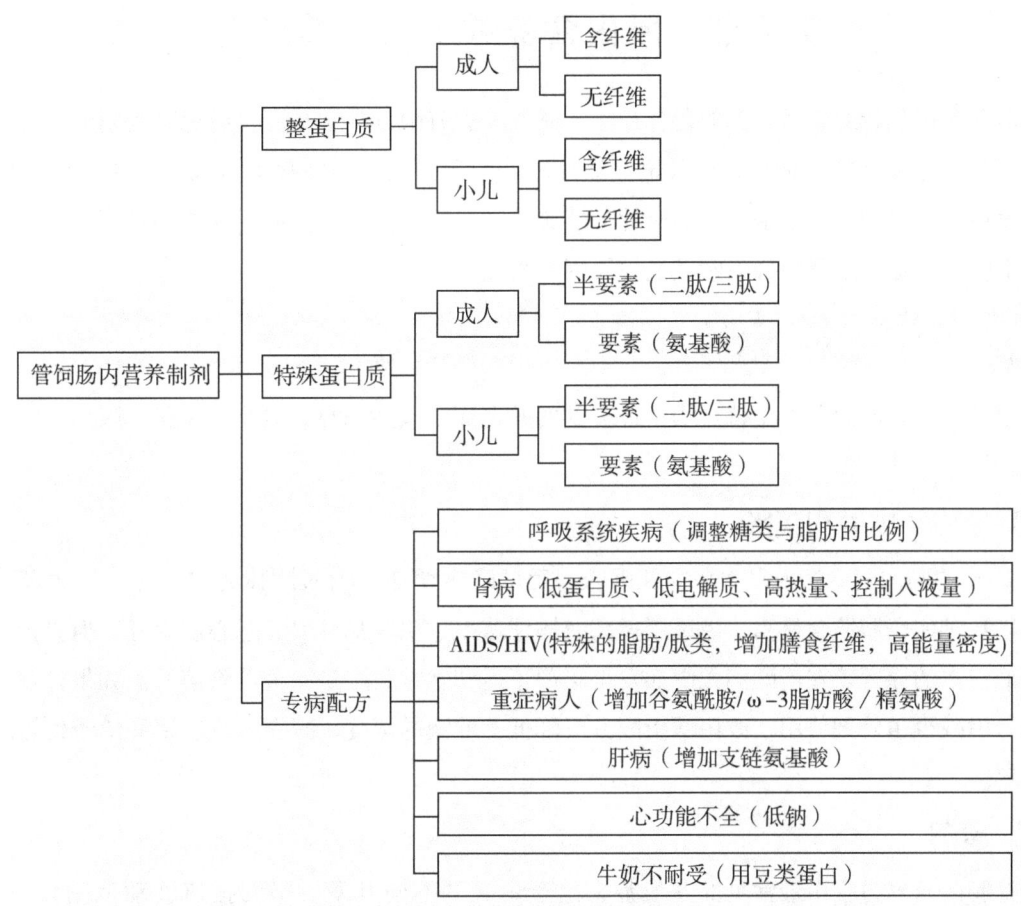

图 8-5 管饲肠内营养制剂的种类

正确选择肠内营养制剂的思考步骤

1. 病人胃肠道的功能是否正常？

是：选用整蛋白质配方。

否：选用半要素或要素配方。

2. 病人入液量是否要限制和（或）是否需要高能量密度的配方？

是：选用高能量密度的产品并要考虑是否需专病配方。

否：选用标准配方。

3. 病人是否有便秘？

是：选用含不可溶性纤维的配方。

否：可选用标准配方或含可溶性纤维的配方。

注意：由于含可溶性纤维的配方具有其他的益处，如控制血糖，故可替代标准配方。

4. 病人是否有某些特殊的饮食限制或有其他营养需要？

是：可予专病配方或小儿配方。

否：选用标准配方。

（王　芸）

第五节　肠内营养并发症及其防治

肠内营养是一种相对较为安全的营养疗法，其并发症有限且常常是可以避免和控制的。并发症通常由于不恰当的配方和（或）途径，以及输注速度不当引起，也可由疾病本身或疾病治疗间接引起。尽管这些并发症大致可分为胃肠道性、机械性、感染性和代谢性四大类，但当这些并发症出现时，区别有时可能并不明显，这就使得明确诊断其发生原因显得尤为重要。

一、胃肠道并发症

胃肠道并发症是肠内营养支持过程中最多见的并发症，包括恶心、呕吐、腹胀、腹泻、肠痉挛和便秘等。

（一）恶心、呕吐和腹胀

有近20%的肠内营养病人发生恶心和呕吐。呕吐通常增加了吸入性肺炎的风险。虽然多种原因如营养液的气味难闻、脂肪含量高、渗透压过高或输注速度过快等都可引起恶心和呕吐，但胃排空延迟是导致呕吐最根本的原因。在清醒病人中如发生腹部不适和感觉腹胀是一种危险信号。如果怀疑胃排空延迟，必须考虑减少镇静剂使用，改用低脂配方或降低营养液的浓度、减慢输注速率和给予促胃肠动力药等可予缓解。

（二）腹泻

腹泻是肠内营养过程中最常见的并发症，由于定义的不同其发生率的报道波动范围较广（2%～63%）。腹泻的定义可以从每天超过3次水样便到连续2天以上每天超过500mL软便或水样便。腹泻并不是肠内营养本身固有的并发症，可通过合理使用避免。大致有以下几种情况。

1. 肠内营养制剂不耐受　如亚洲人种约有50%人群对乳糖不耐受，且当脂肪含量超过20%时腹泻发生率即上升；渗透压过高可引起渗透性腹泻或倾倒综合征表现。因而，必须根据病人胃肠道对制剂的耐受情况选择恰当的配方，如选用去乳糖或低脂配方，或降低渗透压，然后根据肠道耐受性的改善逐步递增营养液的浓度和剂量。

2. **肠道菌群紊乱**　当即使采用了上述这些预防措施，腹泻还在继续发生时，经常发现可能是由于长期使用抗生素，肠道正常菌群抑制而引起肠道功能失调。此时应采取的措施为：口服肠道益生菌和益生原制剂，以维持肠道菌群的正常分布，尽可能停用抗生素。

3. **低蛋白质血症**　由于循环内胶体渗透压降低导致组织水肿，影响了营养物质在小肠黏膜上皮的吸收，同时又由于与肠道内的渗透压压差使大量液体进入肠腔引起腹泻。此时应先行静脉输注白蛋白，纠正血浆白蛋白至 30g/L 以上，使血浆胶体渗透压提高后再予喂饲。

4. **营养液输注速度和温度不当**　输注速度过快、温度过低均可刺激肠道，引起肠蠕动加快，甚至出现肠痉挛。此时应该减慢输注速率，最好应用输液泵控制滴速。另根据季节和个体对营养液温度的耐受情况采取适当的加温措施。

5. **营养液污染**　污染可能来自营养制剂的生产过程和营养液的调配加工与储存过程，以及盛器和导管等输注系统。强调在生产和配制加工过程中操作人员必须严格遵守无菌制度，做到当日配、当日用，室温下放置时间不超过 8 小时。

（三）便秘

便秘的发生与长时间卧床不活动使肠道动力降低，以及水分摄入不足或缺乏膳食纤维有关。肠道动力缺乏、肠腔内水分不足和长期使用低渣营养制剂可导致粪便阻塞和腹胀。便秘必须与肠道梗阻相鉴别，避免延误治疗。充分饮水和应用含膳食纤维的配方常可以解决问题。持续便秘可能需要应用大便软化剂或肠道蠕动刺激剂。

二、机械性并发症

机械性并发症主要与喂养管的放置及护理有关。

（一）喂养管相关的损伤

喂养管的应用可引起与喂养管接触的鼻咽部、食管、胃和十二指肠的黏膜表面坏死、溃疡和脓肿，还可导致上、下呼吸道并发症，加重食管静脉曲张、消化道黏膜坏死、消化道瘘和伤口感染。选用小径而质地柔软的喂养管和精心护理可有助于减少这些问题。同时接受经食管的喂养和气管内插管治疗的病人，局部压迫性坏死可引起食管气管瘘。坏死的范围与导管接触面的面积、接触时间和组织受压的强度有关。为减少这种危险，当估计需长期喂养时（>6 周），则应尽量选择胃造瘘来替代鼻饲管。当然，造瘘口也可能出现并发症，一旦出现渗漏则提示导管已失去功能、感染或用了不合适的造瘘口孔径。当导管已失去功能时应调换导管，但如果是感染则应积极局部或全身抗感染治疗，必要时也应考虑拔除导管。

喂养管易位可导致出血，或者气管、肺实质或胃肠道穿孔。因此，选用经过培训的医务人员和置管后严密监测可减少这些并发症的发生危险性。

（二）喂养管阻塞

导管阻塞也是肠内营养过程中最常见的并发症之一。大多数阻塞是继发于营养液凝固或喂饲后不及时冲洗所造成的。也多见于应用完整蛋白质和黏稠产品时。其他引起阻塞的原因是药物碎片、药物沉淀所致的堵塞和导管的扭曲。导管阻塞率与导管内径、护理质量、导管类型，以及导管放置的持续时间有关。解决导管阻塞应优先拔除导管。防止措施有：①选用管径合适的导管。②当营养制剂较黏稠时必须用输液泵。③在喂饲药物时，应彻底研碎后溶解，并单独注入导管中而勿混在营养液中。④在每次喂饲前后、喂药前后及连续输注每间隔4小时用温开水冲洗管腔。⑤当喂饲整蛋白质营养制剂而又需要应用酸性药物时，在给药前后必须冲洗管腔以防蛋白凝块黏附管壁。

三、感染性并发症

（一）吸入性肺炎

肺部吸入是一个极其严重且可能危及生命的并发症，发生率为1%~4%。症状包括呼吸困难、呼吸急促、喘息、心动过速、焦虑和发绀。发热在肠内喂养病人可能是营养液误吸导致的吸入性肺炎的后期症状。引起吸入的危险因素包括：意识障碍、恶心反射减弱、咽部神经受损、食管括约肌无力、食道返流、胃排空延迟、喂养管移位、仰卧体位等。

吸入性肺炎的处理：①立刻停输营养液，并抽尽胃内容物。②鼓励或刺激病人咳嗽，有助于吸入物和分泌物的排出。③尽量吸出气道内残留的误吸入物，必要时需在气管镜帮助下清除。④适当、合理、正规应用抗生素。

预防措施：为减少吸入的风险需要定期监测胃潴留量，通常连续输注肠内营养者，每隔4小时，或间隙滴注者在每次输注前抽吸并检测胃内容物。如抽吸出胃潴留量>100mL，应减慢滴速或暂停输注，必要时联合应用促胃肠动力药。这些病人的另一个处理准则是保证床头抬高，病人保持45°半卧位。在检测胃内容物同时，也应检查喂养管的位置和（或）导管上的刻度是否移位。高危病人应优先考虑鼻空肠喂养。

（二）腹膜炎

临床上较少发生，可发生在空肠穿刺置管喂养时空肠喂养管滑脱并游离于腹腔内，使营养液误入腹腔而引起腹膜炎。预防措施包括：①导管放置过程中在空肠壁间潜行一段距离后再进入肠腔。②良好的固定技巧，并每天观察腹部体征。③有腹腔引流者，密切观察引流液颜色。④一旦怀疑导管滑脱应暂停喂养，如确诊则拔管处理。

四、代谢性并发症

肠内营养的代谢并发症实际上除了发生率和严重程度较低外，与肠外营养时出现的并发症非常相似，必须密切关注病人的代谢和水、电解质平衡，肠内营养与肠外营养一样，也需要认真监测。严密监测有助于减少和预防这些问题（详见肠外营养章节）。

综上所述，肠内营养有关的并发症类型和发生率与喂养途径、配方和疾病本身状况有关。其中，胃肠道并发症毫无疑问最为常见。如果经仔细考虑选用的肠内营养配方是合适的，加上应用后对病人的严密监护可有效预防并发症和不良反应。最理想的是通过由营养支持小组制订监测计划、标准化的操作规程及对病人的跟踪来完成，并且与营养治疗相关的医务人员都必须执行肠内营养应用和监测的标准规范操作。

（王　芸）

第九章 肠外营养支持

第一节 概述

肠外营养（parenteral nutrition，PN）是现代临床营养支持的重要组成部分，自从1968年美国外科医生Dudrick与Wilmore首次报道应用经中心静脉营养治疗1例先天性肠闭锁新生儿获得成功以来，经过几十年的临床实践，肠外营养从理论、技术到营养制剂都得到了很大的发展，取得了显著成就。目前，肠外营养已被临床普遍接受，其疗效也得到大家的共识，已成为临床上肠功能衰竭及危重病人治疗中必不可少的措施之一。

肠外营养指病人完全依靠静脉途径获得所需的全部营养素，包括氨基酸、脂肪、碳水化合物、维生素、无机物质和微量元素以及水。肠外营养可使胃肠道在短期内处于功能性静止状态，辅助治疗某些胃肠道疾病。经肠外营养直接供应营养液，对某些出于解剖结构或功能上的原因而不能经肠营养者，如小肠切除70％以上、多发件肠瘘等疾病时，它则是唯一的营养治疗途径。完全肠外营养在使用适当时可提供足够的营养素以维持健康和促进生长；部分肠外营养能提供＜85％预防缺乏病所需的主要营养素量。除此之外，肠外营养能通过中心静脉或周围静脉输注，因而出现了中心静脉肠外营养和周围静脉肠外营养的名词。"静脉高营养"这一名词在历史上曾引起很大兴趣，但随着肠外营养在临床的广泛应用，人们已有了深刻的认识，意识到"营养过度"与"营养缺乏"同样不利于机体代谢，故早年的定义现已废弃，被更名为肠外营养。

经静脉给予营养支持的技术起源于多种科学技术的观察和进展。最初人们通过静脉补充盐水和碱使得垂死的霍乱病人复活。1923年由于发现了致热原，使得静脉补液的安全性得到很大提高。1939年Rhoads将预消化的蛋白胨水解物注入一种分离的结肠套圈内，表明有25％的氮被吸收。同年，Elman和Weiner首次经静脉输入酪蛋白水解液。虽然上述两种方法都不足以满足机体对营养的需要，但由此提出了将这两种方法联合使用的建议，使得今天的肠外营养成为可能。此后，1940年结晶氨基酸溶液由静脉输注；1945年由下腔静脉输入高浓度的葡萄糖，首开静脉输注高渗液体的先河；1952年报道了由锁骨下静脉置管开展中心静脉输液10年的经验，促进了经肠外途径营养治疗的发展；1959年首先提出最佳非蛋白质能量和氮的比值为627.6kJ（150kcal）：1g氮的理论；1961年用大豆油制成的脂肪乳剂，并解决了脂肪乳剂的稳定性与静脉输入的安全性问题；1967年试验研究证实经腔静脉输入高热能与氮源可使动物生长发育，且用于小儿外科临床获得成果，并由此而提出了"静脉高营养"的名称。自此以后，肠外营养治疗开始较为广泛地研究和应用，使众多垂危的病人获得了新生。1970年有人提出"人工胃肠"的概念，1977年人们将无糖等渗氨基酸溶液用于饥饿和手术创伤的病人，并提出"节省肌肉蛋白"的学说，促进了低浓度氨基酸的临床应用。以后的研究表明这种学说并不正确，只有同时补充碳水化合物才能改善氮平衡。之后又开展了对微量元素的需要量和缺乏症以及各种疾病状态时体内氨基酸组成改变等的研究，并研制了多种氨基酸液的配方，如肝、肾疾病病人应用的氨基酸溶液。通过研究创伤、应激时病人的营养代谢改变以及营养治疗的注意事项，进一步明确了各种不同类型氨基酸在体内的代谢特点及作用。现在，肠外营养无论从理论、技术，还是各种营养制剂都得到了很大的发展。

目前在肠外营养支持过程中，首先应对病人进行营养评价，发现营养不良或潜在营养不良的人，然后制定营养支持计划或肠外营养处方，配制营养液，选择营养支持途径，监测营养支持耐受性、并发症和疗效，决定何时结束营养支持或改变营养支持方式。这些复杂的工作需要有一支经过专业培训、熟悉营养支持理论知识并掌握实际操作方法的营养支持小组来执行，由他们规范营养支持工作，并对营养支持进行质量控制。

（王　芸）

第二节　肠外营养的适应证和禁忌证

出于各种原因在较长时间内（>7天）不能正常进食，或存在营养不良者，均是需要临床营养支持的指征。原则上，对于临床上不能正常进食者，如果情况允许最理想的是应在处于潜在营养不良期就给予营养支持。临床上常见的需要营养支持的疾病或情况有：营养不良、厌食、癌症、口咽部手术或外伤、食管狭窄、胃肠道狭窄、消化道手术、肠瘘、炎性肠道疾病、短肠综合征、放射性肠炎、肠梗阻或慢性假性肠梗阻、顽固性腹泻、胰腺炎、腹膜炎、肾衰竭、肝衰竭或肝移植、骨髓移植、多发性创伤、颅脑损伤、神经外科手术、脑卒中、严重烧伤、严重感染或系统性炎性反应综合征、获得性免疫缺陷综合征及早产儿或低体重儿。

一、肠外营养支持的适应证

（一）美国肠内肠外营养支持协会（ASPEN）推荐的全肠外营养支持准则

总的来说，凡是需要营养支持，但又不能或不宜接受肠内营养支持的病人均为肠外营养支持的对象。2002年，ASPEN提出应用全肠外营养（total parenteral nutrition，TPN）支持准则，按疗效显著程度分为：①疗效显著的强适应证。②肠外营养对治疗有益的中适应证。③肠外营养疗效不肯定的弱适应证。④肠外营养的禁忌证。

1. 疗效显著的强适应证

（1）胃肠道梗阻：如贲门癌、幽门梗阻、高位肠梗阻、新生儿消化道闭锁等。

（2）胃肠道吸收功能障碍：短肠综合征，小肠疾病（如克罗恩病、肠结核、多发性肠瘘、小肠缺血性病变、系统性红斑狼疮、硬皮病或其他结缔组织病），放射性肠炎，严重腹泻，顽固性呕吐。

（3）大剂量放、化疗或接受骨髓移植的病人。

（4）重症胰腺炎。

（5）严重营养不良伴胃肠功能障碍。

（6）高分解代谢状态。

2. 肠外营养对治疗有益的中适应证

（1）大的手术创伤和复合性外伤。

（2）中等程度应激状态。

（3）肠外瘘。

（4）肠道炎性疾病。

（5）妊娠剧吐或神经性厌食。

（6）需接受大手术或大剂量放、化疗且已有中度营养不良。

（7）7～10天内无法提供充足的肠内营养。

（8）炎性粘连性肠梗阻。

3. 肠外营养疗效不肯定的弱适应证

（1）营养状况良好，处于轻度应激或创伤下而消化道功能在10天内可以恢复者。

（2）肝、小肠等脏器移植后功能尚未恢复期间。

4. 肠外营养的禁忌证

（1）无明确治疗目的，或已确定为不可治愈、无复活希望而继续盲目延长的治疗者。

（2）心血管功能紊乱或严重代谢紊乱尚未控制或处于纠正期间。

（3）胃肠道功能正常可适应肠内营养者。

（4）原发病需要急诊手术病人，术前不宜强求肠外营养。

（5）营养状况良好，仅需肠外营养支持少于5天者。

（6）预计发生肠外营养并发症的危险性大于其可能带来的益处者。

（7）脑死亡或临终或不可逆昏迷。

（二）肠外营养支持的适应证

一般而言，营养状况良好的病人都能耐受数天的摄入不足，只需补充足够的水和电解质，以及100～150g以上的葡萄糖即可减少蛋白质分解，且无严重后果，而已存在营养不良或估计超过1周不能正常进食者，就应尽早进行营养支持。然而，临床上遇到的具体病人往往情况十分复杂，营养支持的有效性受许多因素的影响，包括原发病的严重程度、病程的长短以及并发症的存在等。此外，某些疾病的不同阶段接受的营养支持方式也会有所不同。因此，对某一疾病或情况很难简单地确定其疗效是否一定显著，我们认为下列情况可考虑应用肠外营养。

1. 总适应证

（1）凡长时间（>7天）不能进食或不能经肠内途径摄入每天所需能量、蛋白质或其他营养素者。

（2）由于严重胃肠道功能障碍或不能耐受肠内喂养而需营养支持者。

2. 具体适应证

（1）由于以下情况无法进食或不能通过消化道吸收营养物质：广泛小肠切除、小肠疾病、放射性肠炎、严重腹泻、顽固性呕吐。

（2）接受大剂量放、化疗而引起胃肠道等反应，导致短期内不能由肠内获得营养或已存在营养不良者。

（3）进行骨髓移植者。

（4）无法进行或不能耐受肠内营养的重症胰腺炎者。

(5) 消化道功能障碍的严重营养不良者。

(6) 营养不良或存在并发症（如顽固性腹泻、并发其他感染、接受化疗）的获得性免疫缺陷性疾病者。

(7) 严重分解代谢状态的病人（如颅脑外伤、严重创伤、严重烧伤），在 5~7 天内无法利用其胃肠道者。

(8) 术前存在营养不良，需进行大的胸、腹部手术者。

二、肠外营养支持的禁忌证

经过多年的临床实践，对肠外营养的应用范围进行了广泛的研究。尽管肠外营养具有许多优点，且疗效肯定，但临床上某些情况下并不适宜或应慎用肠外营养。

1. 胃肠道功能正常或有肠内营养适应证者，能获得足量营养素　当胃肠道功能正常时，应充分加以利用。此时，肠外营养支持较经肠内营养并无明显益处，相反，可能会引起一些并发症的情况。

2. 病人通常情况良好，估计需肠外营养支持少于 5 天者　肠外营养支持通常需持续 7~10 天以上才能发挥其营养支持的作用，更短时间的肠外营养支持无明显益处。因此，估计病人需肠外营养支持少于 5 天时，一般不需要采用肠外营养。

3. 心血管功能紊乱或严重代谢紊乱尚未控制或纠正期　严重创伤应激早期，循环和机体内环境不稳定。此时，肠外营养不仅不能达到预期效果，相反会增加循环系统负担，造成更多的代谢紊乱。

4. 需急诊手术的病人，术前不宜强求肠外营养　某些原发病需急诊手术时，如急性化脓性胆管炎、需急诊手术的严重创伤等，即使病人的营养状况较差，也不宜强求进行术前肠外营养支持，以免延误对原发病的治疗时机。

5. 临终或不可逆昏迷病人　对于一临终或不可逆昏迷病人，无明确治疗目的，或已确定为不可治愈而盲目延长治疗者，如广泛转移的晚期恶性肿瘤伴恶病质的病人、生活质量差、任何治疗方法均无明显改善作用，此时肠外营养也无明显益处，既不能改变病人的预后，也无法改善病人的生活质量。目前认为一般不需要进行肠外营养支持，以免不必要的医药资源浪费。

三、小结

凡长时间（>7天）不能进食或不能经肠内途径摄入每天所需能量、蛋白质或其他营养素者，或由于严重胃肠道功能障碍以及不能耐受肠内营养者，均是肠外营养支持指征。胃肠道功能正常、有肠内营养适应证者、估计肠外营养支持少于 5 天、处于心血管功能紊乱或严重代谢紊乱未控制或纠正时、需急诊手术者，以及临终或不可逆昏迷病人，均不适宜或应慎用肠外营养。

四、病例讨论

1. 一般情况　病人，男，70 岁。因排便异常诊断为升结肠肿瘤，入院行升结肠肿瘤切除术，术后第 8 天出现肠瘘。10 年前诊断为 2 型糖尿病。近 1 个月来体重下降 10kg。

2. 体格检查　体温 37℃，心率 70 次/分，呼吸 22 次/分，血压 100/65mmHg。身高 165cm，体重 55kg。急性面容，心、肺无特殊。腹部稍隆，未见肠型，未及肿块，肠鸣音略亢进，切口周围略红，腹腔引流畅，为粪汁样液体。四肢、关节活动正常。

3. 辅助检查　术后实验室检查，红细胞 3.0×10^{12}/L，血红蛋白 104g/L，血细胞比容 35.4%，血小板 254×10⁹/L，白细胞 10.2×10⁹/L，白蛋白 27g/L，前白蛋白 0.05g/L，总胆红素 4.0μmol/L，ALT 30IU/L，AST 10IU/L，BUN 2.5mmol/L，Cr 50μmol/L，血糖 10mmol/L，三酰甘油 1.5mmol/L，胆固醇 0.48mmol/L。

4. 目前诊断 升结肠肿瘤切除术后、肠瘘。

5. 营养支持方式选择 该病人现为术后第 8 天，腹部稍隆，肠鸣音略亢，腹腔引流物为粪汁样液体，估计短时期内无法恢复正常进食。由于病人近 1 个月来体重下降 10kg，体重丢失＞10％，白蛋白 27g/L，前白蛋白 0.05g/L，属中、重度营养不良，暂无法通过胃肠道营养，且病人糖尿病史 10 年，处于大手术创伤应激，存在肠瘘，可能会发生创口感染、切口裂开等情况，故具备肠外营养支持指征。

（王　芸）

第三节　肠外营养的实施途径

建立一条行之有效的静脉通道是临床开展肠外营养的首要条件，选择一条正确的静脉输注途径是肠外营养支持能得以顺利实施的前提。肠外营养的输入途径主要有外周静脉和中心静脉。外周静脉输注应用方便、安全性高、并发症少而轻，一般适用于预期只需短期（不超过 2 周）肠外营养支持的病人或接受部分肠外营养支持（输注营养素的量较少）的病人。中心静脉管径粗、血流快、流量大，对渗透压的耐受性好，输入的液体可很快被稀释而不对血管壁产生刺激，不易产生静脉炎或造成静脉血栓形成。中心静脉对输注液体的浓度和酸碱度的限制小，能在单位时间内快速输入机体及所需的大量液体，并可在 24 小时内进行持续不断的输注，因此，能最大限度地按机体需要以较大幅度调整输入液体的量、浓度及速度，保证供给机体所需的热能和各种营养素。中心静脉穿刺置管后可供长期输液用，免遭反复静脉穿刺带来的痛苦。对中心静脉输液病人的护理工作也较方便，有利于防止肺部感染和压疮的发生。因此，对需较长时间肠外营养支持者或有较多额外丢失、处于显著高代谢状态以致机体营养物质的需求量大为增加者，宜采用中心静脉途径输液。

一、外周静脉途径

外周静脉是指浅表静脉，大多数是上肢末梢静脉。下肢外周静脉尤其是在成人，不适合用作肠外营养，因为发生血栓性静脉炎的危险性较高，且病人需要卧床休息，活动严重受限，护理也不方便。能否忍受经周围静脉输注营养液，取决于液体的渗透压、pH 值和输注速度，也取决于置管部位和导管材料（多氨基甲酸乙酯和硅胶优于 teflon）、导管的直径（越细越好）。高渗溶液会刺激静脉，引起疼痛、静脉炎和血栓形成。而添加脂肪乳剂和增加容量可降低渗透压。此外，脂肪乳剂有保护血管内皮的作用。因此，经周围静脉给予营养支持时，应含有相当量的脂肪乳剂作为能源。

（一）外周静脉营养适应证和禁忌证

外周静脉营养（peripheral parenteral nutrition，PPN）是指通过外周静脉途径输注营养液，是除中心静脉以外的另一种肠外营养方式。近年来，PPN 的概念日益被人们所接受，在许多发达国家已经作为短期肠外营养支持的首选途径。PPN 的优点有：①建立静脉途径简便，可由未经特殊培训的操作人员进行。②可避免与中心静脉置管相关的早期和晚期并发症，即与中心静脉置管和留置导管相关的机械性并发症，以及减少长期留置中心静脉导管相关的感染性并发症。③能早期发现插管处静脉炎征象。

1. PPN 的适应证　①短期（＜14 天）肠外营养者。②当中心静脉置管是禁忌证或不能施行时。

③导管相关感染或败血症，应避免中心静脉置管数天，以防止中心静脉导管细菌定殖，但又不能停止肠外营养支持者。

2. PPN 的禁忌证　①需要长期肠外营养支持或已放置中心静脉导管者。②能量及营养底物需求量高（如高分解代谢状态、高流量肠瘘等），超过了外周静脉营养所能供给的能力。③外周静脉局部条件差，无法建立静脉通路者。④肠外营养渗透压过高（如需要限制液体量的病人），超过外周静脉耐受能力者。

（二）外周静脉导管置管及护理

外周静脉导管置管通常包括以下常规器械：事先装满生理盐水的 10mL 注射器。18～20G 口径的静脉套管针，无菌纱布、手套、酒精棉布和 10% 碘消毒液，胶带和为周围套管针设计的黏胶薄膜、止血带和与"全合一"袋或多瓶输注系统相连的输液皮条。

首先选择显露良好的周围静脉，较理想的是在前臂。下肢外周静脉由于容易发生血栓性静脉炎，且不利于病人活动，因而不适合用作肠外营养供给。无论选择何处静脉，为减少血栓性静脉炎的发生，应尽量选择直径较粗的静脉。

操作时用止血带或血压计袖带扎住，局部备皮、去脂、消毒。套管插入见到回血后，尽快解开止血带。将 0.9% 盐水注入套管，并连接延长管，套管和延长管固定在手背和（或）前臂。套管出处用无菌纱布或特殊薄膜覆盖。

较新的方法是在严格无菌条件下，经前臂近端或肘前窝周围静脉插入多氨基甲酸乙酯制成的、22G 口径 15cm 长的导管（儿科）。导管护理类似于中心静脉导管的护理。此法固定较好，可减少血栓性静脉炎的发生，并使病人更舒适。此外，在周围静脉穿刺后，不必局部加压覆盖，这样可使流经的血液及时稀释输注的营养液。

外周静脉置管护理较为简单。一种方法是每天在输液完毕后拔除套管针，第 2 天在另一侧前臂重新插管。这样可使 PPN 较长时间应用。另一种更常用的方法是只有当出现静脉炎征象时，才拔去周围套管针。已证明，不用其他措施，此方法即有助于减少静脉炎发生，导管大约可保留 4 天。除此以外，必须监测静脉注射部位有无感染或静脉炎表现，尤其是未常规采用每 24 小时重新置管时，一旦有炎症早期表现，即应拔除。如果要减少不必要的发病率、感染率和周围静脉的损害，就需要严格按照周围套管护理的准则培训目人员。

（三）PPN 溶液和方案

过去，PPN 由单个输液瓶混合而成，包括氨基酸、10%～20% 葡萄糖、10%～20% 脂肪乳剂。每个输液瓶中加入合适的添加物，然后由一个或两个"Y"形管或用三通管连接，配制合成。

随着"全合一"（all in one，AIO）输液系统的引入，PPN 的配制变得非常容易。目前在许多医院广泛应用。在那些 AIO 不能被应用的医院里，短期经周围静脉应用 PPN，可用配好的营养液或现成的专为 PPN 设计的双腔或三腔输液袋。

增加脂肪乳剂量，甚至使其能量大于非蛋白质能量的 50%，能降低 PPN 溶液的渗透压；或在无液体超负荷危险的情况下，用蒸馏水稀释最后配成的营养液。合理的 PPN 可通过一个较细的导管输注，营养混合液的渗透压为 1 130mmol/L，pH 值为 5.2，每天提供 14g 氮和 6 694kJ（1 600kcal）非蛋白质能量，总液量为 2 000mL。

二、中心静脉途径

上腔静脉和下腔静脉均为中心静脉，均可置管输液，但后者的管径比前者细，血流量少，易发生静脉炎和导致静脉血栓形成。而且，下腔静脉置管时导管多经高位大隐静脉或股静脉插入，因导管的静脉入口邻近大腿根部，易受污染，成为病原微生物入侵通道而引起败血症。同时，因输液管需固定于大腿，使病人活动严重受限，护理也不方便。因此，一般不采用下腔静脉置管输液的方法。在婴儿或上腔静脉置管失败、无法行上腔静脉置管时，可选择下腔静脉置管。

目前临床上常用的中心静脉置管途径有：①经皮穿刺颈内静脉置管。②经锁骨下区穿刺锁骨下静脉置管。③经锁骨上区穿刺锁骨下静脉置管。④经皮穿刺颈外静脉置管或切开颈外静脉置管。⑤经头静脉或贵要静脉插入中心静脉导管（PICC）。

（一）中心静脉导管的选择

制造静脉导管的材料有聚氯乙烯、聚乙烯、聚丙烯、聚氨酯、硅橡胶和凡纶等。理想的导管材料应具备：①优越的抗血栓性能。②质地柔软。③组织反应小。④长期应用不会变质。⑤价廉。目前，国内外许多厂家已生产和发展了多种高质量、多功能、使用方便的导管，有些能长期放置，护理方便，不影响日常生活。

根据下述情况，将导管分为几类：

1. 穿刺部位　周围或中心导管。
2. 穿刺方法　经皮穿刺或皮肤小切口穿刺，或外科切开。
3. 治疗时间　短期、长期或永久。
4. 静脉与出口点之间的距离　无隧道或有隧道。
5. 管腔的数量　单腔、双腔或三腔。

（二）中心静脉置管方法

置管应是选择性操作。病人或其家属必须知道有关置管的步骤和利弊。在某些国家，需签订同意书，尽可能让病人多了解关于置管的知识，以便在置管时得到病人的配合。一般而言，置管前应注意静脉结构、血容量、凝血参数、事先有无感染存在和局麻下病人的耐受能力。

50%以上有大静脉血栓的病人可无症状，因此，在置管前，需行超声检查颈静脉和锁骨下静脉，并回顾以往在置管或穿刺时有无血栓形成病史。穿刺部位和静脉选择应由解剖结构、病人的意愿和操作者的经验决定。病人须充分准备：术前剃除颈部和胸部的毛发，清洁局部皮肤，对能自由活动的病人建议术前淋浴。穿刺应在无菌条件下，由受过良好培训者进行操作，如在手术室应按照外科无菌规则进行操作。

在锁骨下或颈静脉置管时，病人应仰卧、头低位，以避免空气栓塞。通常颈部和胸部应消毒、铺巾。局麻下，引导针穿刺引导导管进入静脉。根据动、静脉血的不同特点确定导管插入的是静脉而不是动脉。此后，将导引钢丝进入静脉，其后跟随一个扩张器。通常中心静脉导管可通过导引钢丝，但也可以用可分离的套管，其后有扩张器的导引钢丝插管，能避免导管与涂有滑石粉手套之间的接触。当导管进入锁骨下静脉后，应避开误入锁骨与第1肋之间，以免造成机械性压缩和损伤或导管的脱出。

选择右颈静脉或锁骨下静脉置管更佳，可减少血栓形成的可能。同样理由，中心静脉导管末端应置于上腔静脉与右心房交界处。置管最好在透视下进行，并在最大吸气相时检查导管末端位置。

对于长期和永久性中心静脉导管，通常需做皮下隧道。在置管前，检查病人站位和坐位时的情况，选择最佳的导管出口处。病人，尤其是长期家庭肠外营养支持者，应能看到并双手触及导管出口处。通常选择肋角处为导管出口，但对有乳房下垂的女性病人，皮下隧道应避免经过乳房组织，出口处要定位于乳房上方或下方。

行皮下隧道有许多方法。目前，导管大多附有行隧道的器材，这使操作过程简单化。原则上有两种基本应用技术：一种是带有不可分离的中心轴导管，先行皮下隧道，再穿刺进静脉；另一种是带有可分离中心轴的导管，则先进入静脉，用同样方法再行皮下隧道。这两种方法都需要导管末端定位于上腔静脉与右心房交界处，其外部出口处用2cm长的永久性袖套装置固定。第1种行皮下隧道的方法是根据导管血管入口处定位；第2种方法是通过合适的出口点定位。完成定位后，必须用1~2根缝线固定导管，避免导管闭塞，然后再固定于皮肤，3周后可拆除缝线。

上腔静脉置管无法进行时，可通过股静脉插管，或直接插入大隐静脉或其分支，从而进入下腔静脉。这样，导管要在腹壁行隧道。为了避免导管进入点被污染，皮下隧道要旋转180°，这样可使导管末端在下方。

经外周静脉插入中心静脉导管（PICC）最常选用的静脉是肘部头静脉、贵要静脉或正中静脉。在插入之前，测量入口与第3肋间的距离和导管所要插入的长度。这可以在透视或超声指导下进行，病人头部需转向置管手臂侧。在没有X线监测下进行插管和插管没有成功时，插管后应立即在最大吸气相时拍摄胸片。当在透视下插管时，应在24小时后拍胸片，并注意观察导管和导管末端的定位、有无气胸以及有无胸腔积液。

理论上各种中心静脉置管方式均适于长期肠外营养病人。但是每种方式各有优缺点，需因人而异地应用（表9-1）。

表9-1 常用中心静脉置管方式比较

置管方式	放置部位	优点	缺点
非隧道式中心静脉置管	颈内外静脉，锁骨下静脉	操作简单，易拔除，可通过导引钢丝更换导管，适于危重病人的监测和短期治疗，价廉	导管断裂不能修复，自身护理困难，需缝合固定，易感染
隧道式中心静脉置管	锁骨下静脉，颈静脉	长期使用，便于家庭和自身护理，感染率低	需在手术室或特殊环境中进行置管，拔除时需要一些操作
皮下埋藏式植入注射盒的中心静脉置管	锁骨下静脉，颈静脉或外周静脉	长期使用，感染率最低，易护理，体外无暴露，外观佳	需针刺进行输注，易造成外渗，需在手术室或特殊环境中进行置管，需手术拔除
经外周静脉插入的中心静脉置管（PICC）	外周静脉（常用头静脉、贵要静脉或正中静脉）	既可用作紧急时所需，也适于数周至数月的肠外营养，放置的并发症少	家庭和自身护理困难，采血困难

（三）中心静脉导管护理

中心静脉导管应用时间的长短与导管的护理质量有直接关系。为预防与导管有关的感染，使导管畅通，根据各种导管使用的原则和常规，必须对导管外部和植入部位仔细护理。导管出口处必须覆盖无菌纱布，或通气良好的防水薄膜。每48小时，或因为纱布潮湿、变脏，就需更换。薄膜可以每周更换2次。处理管道或换药时，均应注意无菌操作。除去原敷料时，导管出口处皮肤要消毒3次。更换新敷料的同时，可在皮肤上涂抗菌药膏。

在每次输注液体后，要用0.9%生理盐水冲洗导管。2次输液之间间隔3~5小时，或导管有压力敏感阀时，无须肝素化。有较长时期不输注液体应当在生理盐水推注后，根据液体量，用100IU/mL肝素帽封管。推注时无须用过大的力气。

中心静脉导管可以用塞子、注射帽或带有压力阀的帽封闭。为防止空气栓塞或血液回流以及随后血栓形成，当连接或脱离输液管和管腔暴露在空气中时，导管要用夹子夹住。永久性的中心静脉导管有关闭夹，在输液和停止输液时，用夹子夹住，使其有短暂的关闭期。标准的中心静脉导管通常没有夹子，因此需要使用带有夹子的特殊延长输液管。这种管道每周换1次，而且比三通开关更好，导管关闭时可不用肝素，并远离输注装置和管道。输液设施更换的时间可以从24小时到1周，这要根据导管和设备的类型，及当地的习惯而定。最好按生产者的标准进行更换。

为避免微生物或其他污染，可使用有滤过装置的输液管道，0.22mm的滤过装置不能用于"全合一"营养液输注，1.2mm或5mm的滤过装置则可以。此外，活性滤过装置必须及时更换。使用有滤过装置的输液管道增加了治疗费用，且需要额外操作。正因如此，只有当添加药物或液体必须经该种管道输注时，才需使用。

导管护理中最重要的是避免不必要的输液管、其他额外装置和开关，用于输营养液的管道只能输注营养液，在准备输注液、连接或拔除输液皮条和关闭不输注导管时，要严格遵守无菌操作。用于营养液输注的管道，一定不能用于抽血。如果必须从此处抽血，那么也要注意无菌操作，事后要仔细冲洗使用过的管道。一些作者建议对长期肠外营养者，使用小剂量华发林（1mg/d），以减少血栓形成。

三、小结

PPN容易实施且安全，对那些需要短期PN和需避免一段时间中心静脉置管的病人而言，PPN是合理的。PPN可作为中心静脉营养的替代方法，避免中心静脉导管相关的并发症。中心静脉途径对大多数肠外营养的病人而言是必需的。选择管道要考虑到治疗所需的时间和方法、进入部位、安全性和费用等问题。置管应由受过良好训练的人员严格无菌操作。一般选择有皮下隧道的右颈内静脉置管术，或无皮下隧道的右锁骨下静脉置管术。透视下导管末端置于上腔静脉，右心房上方，或置管后拍摄胸片，确定导管位置。在不可能进入上腔静脉时，可通过股静脉进行插管。导管的正确选择、良好的插管技术和导管护理是安全、成功治疗和无并发症发生的重要因素。

四、病例讨论

1. 一般情况　病人，男性，42岁，因脐周疼痛2天，持续加剧，伴呕吐、腹泻、发热1天急诊入院。

2. 体格检查　急性面容，脉搏130次/分，呼吸27次/分，血压80/40mmHg，全腹肌紧张，压痛明显，未闻及肠鸣音，腹腔穿刺见较多暗红色血性液体。

3. 手术治疗　急诊行剖腹探查，术中见肠系膜上动脉栓塞，大部分小肠坏死，行坏死小肠切除术，剩余小肠50cm。

4. 目前诊断　肠系膜上动脉栓塞，小肠切除术后，短肠综合征。

5. 肠外营养支持途径　该病人术后短肠综合征需要长期肠外营养，甚至有终身依赖肠外营养的可能，故应选择中心静脉置管。建议使用隧道式中心静脉置管或皮下埋藏式植入注射盒的中心静脉置管。

第四节 肠外营养制剂

由于接受肠外营养的病人不能控制营养素的吸收,在肠外营养支持期间容易发生过度喂养,肠外营养的病人营养素的代谢不同于正常个体,可能有器官功能衰竭或受损,因此肠外营养的组成和特殊营养素的摄入必须根据病人实际需要、代谢情况准确地给予。给予全肠外营养时,营养素必须完整,即必须足量给予所有必需营养物质。肠外营养的必需营养素包括水、碳水化合物、氨基酸、脂肪、电解质、维生素和微量元素。

一、碳水化合物制剂

碳水化合物包括可溶性单糖和由多个单糖组成的大分子可溶性多聚体,其主要生理功能是提供能量。此外,碳水化合物还参与构成人体代谢过程中的一些重要物质,如 DNA、RNA、ATP 和辅酶等。

葡萄糖是目前临床上肠外营养中最主要的碳水化合物。它以糖原形式存在肝脏和骨骼肌中。当肝脏糖原储备耗尽时,机体还可以利用氨基酸、甘油和乳酸等通过糖异生途径合成葡萄糖。由于葡萄糖制剂来源丰富,无配伍禁忌,最符合人体生理要求,且有显著的节氮效应,因此是临床上应用最多的能源物质。

正常情况下,机体血浆葡萄糖浓度维持在一定水平,人体对葡萄糖代谢的最大利用率约为 $6mg/(kg \cdot min)$。在静脉输注葡萄糖时,血浆葡萄糖浓度的变化是肠外营养时整个代谢反应调节的基础。机体通过降低内源性葡萄糖产生和增加葡萄糖清除来保持血浆葡萄糖浓度的最小变化。输注过量的葡萄糖会引起高血糖和尿糖,长期过量输入会导致肝脏等内脏组织的脂肪沉积。严重应激状态下的病人,由于葡萄糖氧化障碍和胰岛素抵抗,大量高渗葡萄糖摄入可引起胰岛素释放,显著抑制体内储存的脂肪分解、游离脂肪酸动用、骨骼肌蛋白质水解和氨基酸的利用,从而引起机体静息能量消耗增加,二氧化碳产生过多而加重呼吸肌负荷,并可能出现肝功能损害或脂肪肝。除此之外,这些抗分解作用还可阻止一些用于维持机体重要器官功能的必需条件或必需营养物质的利用(如谷氨酰胺、必需脂肪酸和微量元素),因此,对于此类病人主张每天葡萄糖供给量应 $<250 \sim 300g$,输注速度 $<3 \sim 4mg/(kg \cdot min)$。目前临床上常用的葡萄糖制剂的浓度为 $0\% \sim 5\%$。

临床上输注葡萄糖有明显的抑制内源性葡萄糖产生的作用,从而减少机体蛋白质的分解,抑制氨基酸的糖异生作用,最终起到节氮作用。大量的研究发现,最大的节氮效应发生在葡萄糖输注速度为 $1mg/(kg \cdot min)$ 时,此时对葡萄糖产生的抑制作用最明显。

其他碳水化合物制剂有果糖、麦芽糖、山梨醇和木糖醇注射液等,其在体内的利用率与葡萄糖相似,但对血糖浓度的影响较葡萄糖小。目前临床上肠外营养时使用其他碳水化合物制剂并不普遍,主要是由于这些碳水化合物的利用率个体差异大,应用于人体尚有一定的缺陷和一定的不良反应。

二、脂肪乳剂制剂

脂肪乳剂是肠外营养中较理想的一种提供能量、生物合成碳原子及必需脂肪酸的静脉制剂,具有高能量密度、等渗、不从尿排泄、富含必需脂肪酸、对静脉壁无刺激、可经外周静脉输入、无须胰岛素、无高渗性利尿等优点，脂肪乳剂与葡萄糖合用可降低后者的用量，减少由于高糖输注引起的不良反应，同时还可起到节氮效应。但是，全部应用脂肪乳剂并不能达到节氮目的。机体对碳水化合物和脂肪的清除能力存在个体差异，因而两者的摄入量和输注速度因人而异。

静脉用脂肪乳剂主要是以小肠乳糜微粒为模型发展而成的，其核心为三酰甘油和一些脂溶性维生素，表面则由磷脂、游离胆固醇和另一些脂溶性维生素组成。脂肪乳剂的代谢首先由大多数肝外组织内皮细胞内的脂蛋白酶水解三酰甘油，形成残余微粒，释放出来的游离脂肪酸则立即被邻近组织吸收或进入循环系统以增加机体的游离脂肪酸池。然后，在胆固醇酯化转运蛋白的调节下，中性脂肪（三酰甘油和胆固醇酯）与内源性 LDL 及 HDL 进行交换，形成富含胆固醇的残余微粒，最终残余微粒被摄取吸收。脂肪乳剂代谢的每一步都受到三酰甘油和磷脂的影响。一般来说，机体对外源性残余颗粒的吸收利用比乳糜微粒早，而且脂肪乳剂所提供的脂溶性维生素和（超）长链脂肪酸也较为丰富。

（一）长链脂肪乳剂

长链脂肪乳剂是含 12～18 个碳原子的长链三酰甘油（LCT），主要由大豆油、红花油制成，以卵磷脂为乳化剂，含少量甘油以调节渗透压。长链脂肪乳剂在临床上已经安全使用了 40 余年，目前仍是临床上普遍使用的脂肪乳剂，不仅为机体提供能量，也提供了大量生物膜和生物活性物质代谢所必需的不饱和脂肪酸，可以预防或纠正必需脂肪酸缺乏症。但是，近年来的研究发现，长链脂肪乳剂中的亚油酸含量过高，抗氧化含量较低，在创伤、感染等高代谢状态时，可影响粒细胞活性，导致机体免疫功能受损、脂质过氧化增加，对机体有一定损害。

（二）物理混合的中/长链脂肪乳剂

中链三酰甘油（MCT）含 6～8 个碳原子，存在于可可油、椰子油及其他果仁油中。其分子量较 LCT 小，水溶性较 LCT 高 100 倍，水解速度快而完全，生酮作用要高于 LCT。其血浆半衰期仅为 LCT 的一半。在血液循环中，中链脂肪酸比长链脂肪酸更少与白蛋白结合，不易被酯化。当肠外给予 MCT 时，MCT 不在脂肪组织中储存，也较少发生肝脏脂肪浸润。中链脂肪酸穿过线粒体膜时较少依赖肉毒碱-酰基肉毒碱转移系统，在所有组织中较长链脂肪酸氧化更快、更完全、更彻底。

由于 MCT 不含必需脂肪酸，以及纯 MCT 输注时有一定神经毒性作用，因此，目前临床上营养的中/长链脂肪乳剂是以两种形式存在：一种是将 MCT 与 LCT 按 1∶1 的重量比物理混合而成；另一种是将 MCT 与 LCT 在高温和催化剂的作用下水解后酯化，在同一甘油分子的 3 个碳链上随机结合不同的中链脂肪酸和长链脂肪酸，形成结构三酰甘油。临床实践证实，物理混合或结构型的中/长链脂肪乳剂较长链脂肪乳剂具有氧化更快、更完全，能较快彻底地从血中被清除，极少再酯化为脂肪储存起来等优点，更有利于改善氮平衡，对肝脏及免疫系统的影响小，因而在临床上应用日趋广泛，大有取代传统长链脂肪乳剂之势。

（三）结构中长链脂肪乳剂

这种脂肪乳剂中的三酰甘油是将中链脂肪酸（来源于椰子油）和长链脂肪酸（来源于大豆油）再酯化组合而成，随机分布在分子内。这种脂肪乳剂脂肪酸组成与物理混合的中长链脂肪酸的脂肪乳剂类似。这些经过随机酯交换的脂肪乳剂通常被叫作"结构脂肪乳剂"。Lindgren 等报道，接受结构脂肪乳剂与接受 100% 大豆油脂肪乳剂的重症监护病人相比，前者在治疗的头三天呈现轻微的正氮平衡。术后接受结构脂肪乳剂输注（1.0 或 1.5g/kg·d）的病人与使用大豆油脂肪乳剂的病人相比，脂质氧化速率较快（间接热量法），并且不会增加生酮作用或发生血清三酰甘油水平改变。Chambrier 等发现术后病人接受物理混合的中长链脂肪乳剂和结构中长链脂肪乳剂在氮平衡和三甲基组氨酸排泄方面没有差异。也有研究发现手术后前5天接受结构中长链脂肪乳剂可以改善主动脉瘤病人氮平衡，而血清三酰甘油和非酯化脂肪酸略有增加。Rubin等报告了相似的安全性和兼容性参数，但是发现接受结构中长链脂肪乳剂的家庭肠外营养病人，其异常转氨酶能较快发生正常化。

（四）含橄榄油的脂肪乳剂

含橄榄油的脂肪乳剂由20%大豆油和80%富含单不饱和脂肪酸的橄榄油组成，同时富含大量具有生物活性的α-生育酚，可减少脂质过氧化的发生。临床实践证实，含橄榄油的脂肪乳剂具有良好的安全性和耐受性，可选择性调节免疫应答，维护机体免疫功能，减少炎性反应的发生，是临床上值得推崇的新型脂肪乳剂。

（五）含鱼油的脂肪乳剂

目前认为，在脂肪乳剂中添加鱼油，可保护组织微循环及机体免疫功能、减少炎症反应和血栓形成、改善自身免疫病等慢性病的治疗结果，将对创伤、早期败血症、肿瘤及危重病人带来益处。近年来，含鱼油（富含ω-3脂肪酸）的脂肪乳剂正从实验研究阶段走向临床应用。

最新上市的脂肪乳剂（SMOF）是将大豆油、中链三酰甘油、橄榄油及鱼油按一定比例物理混合而成，减少了ω-6脂肪酸的含量，增加了ω-3脂肪酸含量，并提供了大量不饱和脂肪酸与α-生育酚，被认为可以最佳地调节机体免疫功能，起到良好的临床效果。

目前，临床上脂肪乳剂有10%、20%和30%的不同浓度。常用的商业化脂肪乳剂中脂肪酸的组成见表9-2。

表9-2 商业化脂肪乳剂配方中脂肪酸的组成（重量百分比）

脂肪酸组成		英脱利匹特	中长链脂肪乳剂（LCT/MCT）	结构脂肪乳剂	含橄榄油脂肪乳剂	含鱼油脂肪乳剂
C8:0	辛酸	—	29.6	24.3	—	—
C10:0	癸酸	—	19.1	9.9	—	—
C12:0	月桂酸	—	0.3	0.2	—	0.7
C14:0	豆蔻酸	0.1	0.1	0.1	0.1	5.5
C16:0	棕榈酸	11.0	6.5	7.6	13.5	10.4
C16:1	棕榈油酸	0.1	—	0.1	0.7	9.4
C18:0	硬脂酸	4.3	2.0	3.0	2.9	1.2
C18:1	油酸	22.5	1.3	15.7	59.5	8.5
C18:2	亚油酸	53.8	35.0	33.7	18.5	1.8
C18:3	ω-3-α-亚麻酸	6.9	5.8	4.2	2.0	1.2
C18:4	ω-3-十八碳炔酸	—	—	—	—	6.2
C20:4	花生四烯酸	0.1	—	0.1	0.2	1.6
C20:5	ω-3-二十碳五烯酸	—	—	—	—	23.7
C22:6	ω-3-二十二碳六烯酸	0.3	—	0.3	0.1	27.7

三、氨基酸制剂

氨基酸是肠外营养时的氮源物质，输注氨基酸液的目的是提供机体合成蛋白质所需的底物。蛋白质由 20 种氨基酸组成，包括必需氨基酸和非必需氨基酸。由于各种蛋白质都有特定的氨基酸组成，因此输入的复合氨基酸液中氨基酸的配比应该合理，缺少某种（些）氨基酸或其含量不足，则会造成氨基酸的利用率和蛋白质的合成受到限制，从而影响肠外营养的疗效。

现有的复方氨基酸溶液品种繁多，配比模式常以人乳、全蛋、FAO/WHO 的平衡典型配方及血浆游离氨基酸等模式为依据。目前市场上有不同浓度、不同配方的氨基酸溶液，可归纳为两类：平衡型和非平衡型氨基酸溶液。平衡型氨基酸溶液除含有必需氨基酸外，还应含有一定量的非必需氨基酸，必需与非必需氨基酸的比例一般为 1∶1～3。平衡型氨基酸溶液适用于多数营养不良病人的营养支持；非平衡型氨基酸溶液往往以某一特殊疾病的代谢特点为基础设计，其配方特点兼有代谢支持和治疗的作用，如用于治疗肝昏迷的高支链低芳香族氨基酸的复方氨基酸溶液。治疗肾病的氨基酸溶液由 8 种必需氨基酸和组氨酸组成。创伤型氨基酸富含支链氨基酸，用于手术前后、严重创伤、烧伤和骨折等情况下；幼儿用氨基酸能提供足量的必需氨基酸（约占氨基酸总量的 40%），同时富含婴幼儿体内不能合成的酪氨酸、胱氨酸（或半胱氨酸）、精氨酸和组氨酸。临床选择时需视应用目的、病情、年龄等因素而定。单纯营养不良时，多选择平衡型氨基酸溶液。每天提供氨基酸 1～1.5g/kg，占总能量的 15%～20%。由氨基酸构成的氮与非蛋白质能量比例为 1g∶418.4～627.6kJ（100～150kcal）。

随着对临床营养应用基础研究的深入和认识的提高，个别氨基酸在代谢中的特殊意义已受到重视和强调，较具代表性的如谷氨酰胺（glutamine，Gln）、精氨酸。

Gln 属非必需氨基酸，是体内含量最丰富的氨基酸，约占总游离氨基酸量的 50% 以上。Gln 对各器官和组织细胞具有重要而独特的代谢意义。它是快速分裂细胞的代谢燃料，也是肠黏膜上皮细胞代谢的主要燃料；它是许多生物活性分子的前体，也是氮和氨的转运者，参与调节肌肉蛋白质平衡。近年来对 Gln 代谢特点和功能又有了新的认识，如在严重感染、手术、创伤等应激分解代谢状态下，机体对 Gln 的需求远远超过内源性合成的能力，表现为细胞内外 Gln 水平急骤下降，以致影响多器官多系统的代谢，鉴于 Gln 在上述代谢状态下的重要作用，又将其称为"条件必需氨基酸"。由于 Gln 在水溶液中很不稳定，易分解，故一般的氨基酸制剂中均不含 Gln。现已发现 Gln 二肽在水溶液中很稳定，常用的是丙氨酰-谷氨酰胺和甘氨酰-谷氨酰胺，输入机体后即迅速分解出 Gln。如力太每 100mL 中含 N（2）-L-丙氨酰-L-谷氨酰胺 20g，每天剂量为 1.5～2.0mL/kg。用前需先与氨基酸溶液或含有氨基酸的输液相混合，两者的比容比 ≤1∶5。

精氨酸是半必需氨基酸，具有营养及免疫调节等多种生理与药理作用。临床实践证明，在创伤、感染等应激情况下，每天肠外或肠内途径供给 25～30g 精氨酸，可促进机体蛋白质合成，减少尿氮排泄，改善氮平衡。此外，其免疫调节功能与输注量呈正相关，但和促进氮平衡并不是平行关系。因此，创伤后精氨酸输注的最适当剂量应由最大免疫反应来决定。

四、电解质制剂

电解质是体液和组织的重要组成部分，对维持机体水、电解质和酸碱平衡，保持人体内环境稳定，维护各种酶的活性和神经、肌肉功能及营养代谢的正常进行均有重要作用。与营养治疗密切相关的有钠、钾、磷、钙和镁等。

（一）钠

钠是细胞外液的主要阳离子，是维持细胞外液、调节酸碱平衡和渗透压的重要离子。实施肠外营养的病人，钠的供应量为 40~120mmol/d。在有大量引流、额外丧失时，需相应增加补充。

（二）钾

钾是细胞内液的主要阳离子，与细胞外液的钠共同形成维持细胞外液稳定性、调节酸碱平衡和渗透压的重要离子。分解代谢时，随骨骼肌等组织分解，大量钾离子自细胞内释放，血钾浓度上升。肾功能正常时，多余钾离子随尿排泄；但当肾功能障碍时，可出现高钾血症。而进入合成代谢状态时，又有大量钾离子进入细胞，如无补充，可出现低钾血症。钾与氮的比例基本为 5~10:1（单位 mmol），能量与钾的比例为 4 184kJ（1 000kcal）:50mmol。

（三）钙

钙是人体内含量最多的二价离子，有形成和维持骨骼、牙齿结构、细胞正常生理的功能，并参与凝血过程。短期肠外营养较少发生钙缺乏，但长期肠外营养可发生钙代谢障碍。肠外营养时，钙的推荐量为每天 5mmol/L。

（四）磷

肠外营养时，随能量、蛋白质和胰岛素等的供给，合成代谢增加，磷进入骨骼肌和肝细胞，致血磷水平下降，亦可因酸碱失衡等致血磷水平发生变化。为保证合成代谢的需要，能量与磷可按 4 184kJ（1 000kcal）:10~11mmol 的比例补充，但不要忽略钙的补充。

（五）镁

体内镁储存量较大，短期肠外营养支持不易导致镁缺乏，但长期肠外营养且不予补充时可发生镁缺乏，尤其在长期胃肠减压致胃肠液大量丢失时。故应适当补充镁，每天约 12.5mmol，或隔天或每周补充 1 次。

五、维生素制剂

长期全肠外营养如不给予维生素，2~3 周后将出现维生素缺乏症。水溶性维生素在体内无储备，不能饮食时，按每天推荐量，或是在肾功能正常的情况下，在感染、手术等应激状态下，机体对部分水溶性维生素的需要量增加，如维生素 C、维生素 B_6 等，应适当增加供给量，按日常膳食许可量的 2~4 倍补充，不致引起中毒。脂溶性维生素在体内有储蓄，代谢过程长，短期禁食者可暂不补充。对长期肠外营养者的补充不应超过日常膳食的许可量，过多给予维生素 A、维生素 D、维生素 E、维生素 K 均可引起中毒，应慎用。

目前临床上有多种水溶性维生素制剂和脂溶性维生素制剂，这些制剂每支中的维生素含量可满足成人每天的需要量。近年来出现了多种专供静脉用的复合维生素制剂，既含有水溶性维生素又含有脂溶性维生素，临床使用方便。

六、微量元素

正常饮食或短期全肠外营养时一般不会出现微量元素缺乏。长期全肠外营养时，则应重视可能出现的微量元素缺乏问题。目前已知人体所需的微量元素有 10 余种，对临床较有意义的包括锌、铜、铁、硒、铬、锰等元素。这些元素均参与酶的组成、三大营养物质的代谢以及上皮生长、创伤愈合等生理过程。现已有商品化的复方微量元素制剂，其含量达到每天推荐量，只需每天 1 支加入营养液或补液中，基本可达到预防微量元素缺乏的目的。如成人用复方微量元素制剂安达美（Addamel），内含铬、铜、锰、钼、硒、锌、氟、铁和碘 9 种微量元素;儿科病人用的微量元素制剂哌达益儿(Ped-el),内含钙、镁、铁、锌、锰、铜、氟、碘、氯 9 种元素。

七、小结

肠外营养病人必须代谢或排泄所输注的营养物质,因此营养方案的组成应与营养素的需要量、代谢能力、已有的代谢紊乱以及同时存在的不足或超负荷等相协调。本章节对各种肠外营养制剂的作用、类型、剂量等做了简述。

八、病例讨论

1. 一般情况　患儿,男,4 个月,因反复水样腹泻 2 个月入院。目前予特殊配方奶(免乳糖奶)每次 20mL,每天 8 次喂养。

2. 体格检查　体温 36.4℃,心率 105 次/分,呼吸 32 次/分。体重 3.2kg。营养不良貌。全身皮肤干燥、部分皮肤脱屑,心、肺无特殊。腹平软,未见肠型及肿块,肠鸣音亢进,肛周皮肤红,轻度糜烂。四肢、关节活动正常。

3. 辅助检查　术后实验室检查,红细胞 $2.1\times10^{12}/L$,血红蛋白 84g/L,血细胞比容 29.4%,血小板 $254\times10^9/L$,白细胞 $6.2\times10^9/L$,白蛋白 27g/L,前白蛋白 0.05g/L,总胆红素 4.0μmol/L,ALT 30IU/L,AST 10IU/L,BUN 2.5mmol/L,Cr 50μmol/L,血维生素 A 300μg/L,血维生素 E 2.9mg/L,血锌 710μg/L,血铜 8 580μg/L。

4. 目前诊断　慢性腹泻,营养不良。

5. 营养支持方式选择　该患儿目前肠内营养能量不足,约 146.4kJ(35kcal/kg),故需部分肠外营养补充不足能量。肠外营养中应给予葡萄糖、脂肪、碳水化合物。尽管患儿能少量进食,但由于腹泻时间长,肠道黏膜受损严重,体内维生素及微量元素水平下降,需补充各种维生素和微量元素。此外,可补充谷氨酰胺制剂,促进肠道黏膜屏障修复,提高患儿免疫功能。

(王 芸)

第五节　肠外营养并发症及其防治

肠外营养经过数十年的临床实践,从理论、技术到营养制剂都得到了很大的发展,取得了显著成就。目前,肠外营养已被临床普遍接受,其疗效也得到大家的认可,是一种安全、有效的营养支持方法。然而,肠外营养属强制性的营养治疗手段,不同于正常经口摄食时的生理过程,故肠外营养尤其是长期肠外营养较肠内营养更容易导致一系列并发症,严重者甚至可能危及生命。这些并发症有些是由于营养方式本身存在不足所致,有些则与临床操作不当、护理、监测不够有关。因此,肠外营养期间规范操作、严密定期监测以及精心护理对于并发症的预防、发现并及时处理就显得极为重要。临床上常见的肠外营养并发症主要由静脉导管相关并发症、代谢性并发症、脏器功能损害等几大类(表 9-3)。

表 9-3　肠外营养并发症分类

分类	临床表现
静脉导管相关并发症	气胸、血胸、液胸,动、静脉损伤,神经损伤,胸导管损伤,空气栓塞,导管栓塞,导管脱出、扭折或折断、漏液,静脉血栓形成,血栓性静脉炎,导管性败血症,内源性败血症

续 表

分类	临床表现
代谢性并发症	高血糖，低血糖，高渗性昏迷，高血氨症或氮质血症，高脂血症，必需脂肪酸缺乏症，水、电解质代谢异常，酸碱平衡紊乱，维生素和微量元素缺乏，再喂养综合征
脏器功能损害	肝脏损害，胆道系统疾病，肠道结构和功能损害，代谢性骨病

一、静脉导管相关并发症

静脉导管相关并发症是肠外营养常见并发症，此类并发症的发生与病人的病情、操作时的体位、操作者的技术熟练程度和导管质量等因素有关。可分为非感染性和感染性并发症两大类。

（一）非感染性并发症

1. 气胸　气胸是最常见的静脉穿刺置管时的并发症之一，近年来该并发症发生率已明显下降。由于机体皮下脂肪组织少，皮肤穿刺点与胸膜顶距离近，当置管时病人体位不当或穿刺方向不正确，就极有可能刺破胸膜而发生气胸，常发生在瘦弱、营养不良病人中。当壁层胸膜被刺破时，病人常感觉剧烈胸痛或咳嗽，此时应立即拔针。重复穿刺时应重新选择穿刺点，如病人胸痛持续或有呼吸困难，应停止置管并摄胸片明确诊断。少量气胸（肺压缩＜20%）可在数天内自行吸收，常不予处理，但在依靠机械通气的病人，即使损伤很小，也有可能引起张力性气胸，应予警惕。如病人发生呼吸困难、缺氧、发绀、低血压及胸壁疼痛加重等，应考虑张力性气胸，需反复穿刺抽气或放置胸腔闭式引流，经胸部X线摄片证实气胸已消失后方可拔除胸腔引流管。已有肺气肿的病人，应避免做锁骨下静脉穿刺。

2. 空气栓塞　可发生在置管、输液及拔管过程中。置管时，当穿刺针已进入静脉，卸下注射器准备插入导丝或插入导管退出导丝时，容易进入空气。输液过程、更换输液瓶及拔除导管时均可发生空气栓塞。少量空气进入可无症状，大量进入后病人出现呼吸困难、发绀、血压下降、心动过速、神志不清，甚至死亡。因此，静脉置管时病人应头低脚高位，使上腔静脉充盈，并嘱病人平静呼吸，穿刺置管时病人需屏气。在卸下注射器时应立即堵住穿刺针接头处，导管护理时要有防止接头脱开的保险措施。一旦发生空气栓塞，立即置病人于左侧卧位。

3. 周围组织损伤　导管穿刺时穿破静脉可导致血胸；穿刺时导致锁骨下动脉损伤，可引起局部皮下大范围淤血及血肿形成；也可引起纵隔血肿，产生纵隔压迫症状。当穿破动脉时可见鲜红色回血，应立即退出，予以局部压迫，更换穿刺部位。由于穿刺导管未放置入静脉而误入胸腔又未发现，而致使输入的营养液进入胸腔引起液胸。锁骨下静脉穿刺时可能损伤臂丛神经或其分支，可出现同侧手臂的触电样或麻刺样感觉。一旦病人有类似主诉，应立即退出穿刺针或导管。颈内静脉穿刺时可能伤及膈神经、迷走神经或喉返神经，产生一系列相应的症状和体征。左侧锁骨下静脉穿刺时，易损伤胸导管。如在穿刺部位见清亮的淋巴液渗出，应立即退针或拔除导管。偶可发生乳糜胸，一般情况下可自愈，少数需做引流或手术处理。

4. 导管堵塞　是与导管相关最常见的非感染性并发症，其发生率可高达36%。置管时导管尖端损伤血管壁，置入的导管影响局部血流动力学，以及恶性肿瘤或某些疾病引起机体凝血机制改变，都可导致静脉血栓形成，从而引起导管堵塞。也可以是营养液中某些成分少量长时间沉积在导管壁内而引起导管阻塞。导管发生堵塞最终不得不拔除导管，重新置管。可以使用1mol/L氢氧化钠0.5～1mL注入导管并留置2小时后用针筒回抽，将沉积在管壁内的物质溶解后抽出。

5. 血栓形成 由于血流滞缓、静脉壁损伤、高凝状态或者输液结束封管时血液回流，以及经导管输血或采血而引起血栓形成，可部分或完全堵塞导管和所在的血管。临床表现为启用导管时，未能回抽到血液，且轻轻推注时有阻塞感。如形成部位在锁骨下静脉，可引起同侧上肢及颈根部肿胀，静脉压升高，胸壁及颈静脉充盈，血液回流受阻。如在上腔静脉形成血栓，则有生命危险。此时切忌用力推注而致血栓脱落，产生严重并发症。可用有生理盐水的注射器将血栓抽入针筒。急性静脉血栓形成可用组织纤溶酶原激活剂或尿激酶做溶纤治疗，并联合应用抗凝剂，血栓可在24~48小时内完全或部分溶解。治疗无效者应尽快拔除导管。

6. 血栓性静脉炎 是外周静脉营养最常见的并发症，在静脉血管腔内急性非化脓性炎症的同时易伴血栓形成。这主要和静脉内置管超过24小时、静脉内输注高渗营养液、静脉导管的材料与血管管径、静脉血流不畅、血液凝固性增高等因素有关。单瓶输注时，由于血管内皮受到相对高的渗透压或过低、过高pH的刺激，较全营养混合液方式输注时产生血栓性静脉炎的风险更大。临床上表现为患肢局部红肿、疼痛，可触及痛性索状硬条或串珠样结节。一般不需要治疗，只需对症处理，用热敷或非类固醇抗炎药有助于缓解症状。应选用质地柔软且有较好抗血栓性能的导管、较大管径的静脉置管。严重者可拔除导管。

7. 其他导管性并发症 如导管尖端异位、导管栓塞、导管裂开、导管脱出、导管扭折或导管折断、导管漏液、衔接部脱开等。在置管成功后应摄胸片以证实导管的位置。

（二）感染性并发症

主要指中心静脉导管相关感染，是肠外营养时最常见、较严重的并发症。根据实际情况，可分为：①导管细菌移位。②导管出口处、皮下隧道或植入装置的局部感染。③最严重的并发症是与导管相关的菌血症和败血症，可发生于置管的任何时候。

导管污染可发生在导管表面、管腔内，或两者均有。当发生细菌或真菌明显生长时，病原体就定植在血液中，临床上将会出现感染迹象。根据置管方式，导管相关的血液感染可以来自导管内部和导管外部。常见的腔内感染原因有导管内腔污染；管道破裂或渗液；营养混合液污染（配制、输液、添加药物、转送病房等期间）；导管用于其他用途（中心静脉压测定，抽血）。腔外感染原因有微生物从穿刺点沿导管移位；置管时直接污染（第3天手术热，third day surgical fever）；血行传播，尤其是重症监护设施。在其他因素中，血液感染的发生与导管使用时间有关，因此描述感染发生率的最好方法是计算一段时间内发生的感染次数。医院应用肠外营养，中心静脉导管感染率每年为0.45%~1.0%，家庭肠外营养每年为0.1%~0.5%。目前大多与导管相关的感染是由革兰阳性菌引起的，尤其是表皮葡萄球菌和金黄色葡萄球菌。

导管相关的血液感染的临床表现可以是局部的和（或）全身性的。局部征象包括红、肿、痛，或穿刺点有脓性分泌物。皮下隧道感染可表现为疼痛，炎症沿着皮下隧道发展。全身征象可能无特征性的表现，通常开始时不能辨认出是导管相关的血液感染，可有多种表现，从低热到中毒性休克和器官衰竭。早期无明显局部导管感染征象，可表现为发热，常伴有寒战，负氮平衡，血清CRp、尿素和肝脏酶谱水平轻度增高，腹肌或咽部疼痛，呼吸困难。症状常出现在开始输液或导管封管后的1~3小时。非典型的症状包括上消化道出血、恶心、呕吐、精神和视觉障碍、嗜睡、心律失常、肾衰竭和呼吸衰竭等。

在大多数出口处感染的病例中，应拔除导管，导管末端和出口周围的皮肤和血液应做培养。血培养应从周围静脉（1或2处）或者从导管（1处）和周围静脉抽取，进行拭子或腔内拭子培养。后者可进行技术定量，或者计算不同时间的阳性率。

无感染症状（发热、寒战等）而怀疑出现中心静脉导管相关血液感染时，拔除导管后，常发现感染并非与导管有关，这使50%的病人可能需要重新置管。因此，若怀疑有管腔内感染时，建议暂时停止输液，如上所述进行血培养，进行拭子或管腔内拭子培养。输液管无须拔除，将其肝素化，并用无菌帽封管。必要时，经周围静脉营养支持或补液24~48小时。当不能确定是导管相关的血液感染时，肠外营养可重新经中心静脉导管输注。一旦确定感染源，如真菌、表皮葡萄球菌、分枝杆菌或铜绿假单胞菌感染时，相关脏器并发症发生的危险性较高，且较难根治，应拔除导管，选择适当的抗生素治疗。对于未行隧道的导管，应权衡拔除导管与局部治疗的风险与费用。通常最合理的做法是拔除导管，并开始合理抗生素治疗24小时之后，重新置管。对于行隧道的导管，如果未发现上述病原体时，可局部处理，给予适量的高浓度抗生素封管12~24小时（"抗生素封管"）。这种治疗持续7~10天，在此期间不能使用中心静脉导管。此法对家庭肠外营养者尤为适用，对怀疑有中心静脉导管相关感染的80%病例，能保留导管。

最重要的预防方法是无菌置管，无菌处理所有连接管道，根据常规更换胶布，并由营养支持小组监测随访。通常不推荐预防性使用抗生素。做皮下隧道可以减少从穿刺点进入的细菌，这对颈内静脉和股静脉置管是有益的，而对锁骨下静脉置管并无益处。在皮下隧道出口上方2cm处放置一个涤纶套囊作为物理屏障，以防止纤维组织的侵入。尽管已采用了预防措施，但与中心静脉导管相关的感染发生仍较高时，就需要使用有抗生素涂层的导管，并且短期留置。目前认为，没有必要在缺乏感染证据时拔管并在其他部位重新置管。中心静脉导管感染的常见原因及预防和处理见表9-4。

表9-4 中心静脉导管感染的常见原因及预防和处理

原因	预防与处理
导管原位污染，插管时导管被皮肤病原体污染	置管时应遵循严格无菌技术，每次接触导管应洗手，避免交叉感染
覆盖导管的敷料被周围皮肤的微生物污染	每天更换覆盖导管的辅料，如发现覆盖伤口的敷料已潮湿，应及时更换无菌的干敷料
导管周围皮肤消毒不够或采用不适当的消毒液	每次换药时局部皮肤常规消毒
中心静脉导管滑动	导管穿刺成功后应缝扎固定好导管，防止导管滑动将外面的微生物带入
导管穿刺部位皮肤感染，或缝扎固定部位皮炎性反应	皮肤穿刺口部位消毒液消毒后覆盖灭菌纱布，四周用胶布固定，或贴盖医用透明薄膜
导管材料原因引起静脉血栓形成	聚氨基甲酸乙酯及硅胶导管静脉血栓形成发生率低，可降低感染风险
中心静脉置管方式或部位选择不当	避免经大隐静脉或股静脉的下腔静脉置管。隧道式锁骨下静脉穿刺置管、皮下埋藏式植入猪舌盒的中心静脉置管及PICC可减少中心静脉导管感染发生率。宜选用单腔导管，而多腔导管因插入部分损伤增加或导管轴的频繁操作，感染风险增加
导管相关的血流感染，血源性播散	加强中心静脉导管的无菌护理；金黄色葡萄球菌或真菌感染者，应拔除导管
肠外营养输注管道污染	每天更换输注管道，应用"全合一"方法配制营养液，注意输液过程的无菌操作

二、代谢性并发症

（一）糖代谢紊乱

1. **高血糖和高渗性非酮性高血糖性昏迷** 实施肠外营养时由于大量葡萄糖的输注，机体不能及时利用，尤其是应激状态下，糖异生作用增加、葡萄糖氧化利用下降以及存在胰岛素抵抗，使血糖水平剧增，易发生高血糖及高渗性并发症。当血糖 >22.2mmol/L 时，临床上可表现为高渗性利尿（>1 000 mL/h），病人可出现脱水、电解质紊乱、嗜睡或昏迷，该并发症死亡率高达40%～50%。因此，在开始实施肠外营养的第1天，以给予150～200g 葡萄糖为宜，速度控制在0.5～1g/（kg·h），第2天摄入75%的总营养需要量。如果血糖稳定或能控制在正常范围，随后可接受全量的营养物质，葡萄糖输注速度逐步增加到1～1.5g/（kg·h），并监测血糖和尿糖。另外，肠外营养支持时应根据具体情况添加一定量的胰岛素以控制血糖，预防高血糖的发生。一旦发生高血糖或高渗性昏迷，应立即停止葡萄糖的输注，用低渗盐水950mL/h的速度输入以降低血渗透压，同时应用胰岛素，并根据血糖、尿糖的监测相应调节胰岛素，使血糖维持在正常或接近正常水平。应注意的是需防止因血浆渗透压下降过快所致急性脑水肿的发生。目前认为，创伤早期应激较强时，如果血糖连续2次>11.1mmol/L，或血糖波动较大，可选择胰岛素持续静脉滴注。血糖降低过程要平稳，不能太快，也不能降得太低，一般维持在8mmol/L。随着机体逐渐恢复，创伤应激逐步减轻，血糖也逐渐易于控制，此时可根据血糖水平改为皮下注射胰岛素，如病人有糖尿病史，此时也可加用口服胰岛素。

2. **低血糖性休克** 经过一段时间的肠外营养，体内胰岛素分泌增加，以适应外源性高浓度葡萄糖诱发的血糖变化。此时如突然中止营养液的输入，因体内胰岛素仍处于较高水平，极易发生低血糖，甚至低血糖昏迷。临床表现为心率加快、面色苍白、四肢湿冷、震颤、乏力，严重者呈休克症状。因此，在单独输注高渗葡萄糖时，应缓慢减速直至停输；或在输注高渗葡萄糖溶液后以等渗含糖溶液过渡。最理想的方法是选用全营养混合液方式输注。在实施肠外营养支持时，也不应突然中断营养液输注，可在高浓度糖溶液输完后，用等渗溶液维持数小时过渡，以免诱发低血糖。低血糖有损中枢神经系统，一经怀疑，应立即测血糖证实，并推注高渗葡萄糖或输注含糖溶液。

（二）氨基酸代谢紊乱

早年肠外营养的主要氮源是水解蛋白质，虽然含氮量高，但输注后极易发生高血氨症或氮质血症。目前使用的是结晶氨基酸，上述现象已很少发生。氨基酸的浓度和摄入量应根据病人的病情和耐受性而定，尤其是严重肝、肾功能损害，危重病人及婴幼儿病人，应通过监测病人的内脏蛋白情况、氮平衡和肾功能进行调节。临床上，严重肝、肾功能损害或婴幼儿病人在接受肠外营养时，摄入过量的氨基酸可能会产生肾前性氮质血症，这种病有时需要通过血透治疗。

临床上在有些情况下可发生血浆氨基酸谱紊乱，如肾衰竭病人接受仅含必需氨基酸的氨基酸制剂时，造成血浆氨基酸谱失衡。严重肝功能损害病人血浆芳香族氨基酸与支链氨基酸比例失调，在摄入较高剂量的氨基酸后容易诱发肝性脑病。因此，对容易产生氨基酸不耐受的病人，应在短时间内改用特殊配方的氨基酸制剂，以预防相关并发症的发生。

（三）脂肪代谢紊乱

长期（超过1～3周）接受肠外营养者，如营养液中不含脂肪乳剂，可能发生必需脂肪酸的缺乏，出现皮肤干燥、毛发脱落、伤口延迟愈合、肝大、肝功能异常、骨骼改变等表现。成人一般在缺乏脂肪乳剂1~3周出现上述症状，而婴幼儿于数天内发生。预防必需脂肪酸缺乏的最好方法是每天补充脂肪乳剂，每天2%~4%的能量应由亚油酸提供，相当于每周3次提供10%脂肪乳剂500mL或20%脂肪乳剂250mL，即可预防必需脂肪酸缺乏。

脂肪乳剂输入过量或过快可导致高三酰甘油血症，影响脂肪清除能力，损害网状内皮系统功能和肺通气功能。当临床出现发热、急性消化道溃疡、血小板减少、溶血、肝脾肿大等症状时，应疑为脂肪超载综合征，应立即停止输注脂肪乳剂。合理的脂肪乳剂量为三酰甘油1g/(kg·d)，输注速度为0.1g/(kg·h)，输注时间不少于8~10小时。对于一些脂肪不耐受病人，脂肪乳剂应适当减量。在较长期应用脂肪乳剂、量较大或脂肪廓清能力受损的病人，应定期做血清浊度试验，以了解机体对脂肪的利用和廓清能力。

少数病人存在脂肪变态现象，可能与作为乳化剂的卵磷脂有关。

（四）水、电解质紊乱

在估算肠外营养病人水、电解质需要量时，重要的是需考虑其他途径的液体和电解质摄入量，应根据病人疾病过程、体液及电解质状况、肾功能等因素而定，如处理不当，可导致体液和电解质平衡失调，主要为低钾、高钾、低钙、低磷和低镁。

1. 钾代谢紊乱　当钾供应不足、大量胃肠液丢失或因利尿致钾丢失过多时，可出现低钾血症。临床上出现神经肌肉传导、收缩功能障碍或心律失常症状。通过补钾即可纠正。

当钾离子补充过多或与氨基酸配比不当，内含较多阳离子型的氨基酸，如精氨酸、赖氨酸时，可置换出细胞内钾离子，引起血中钾升高。此外，严重分解代谢和肾功能不全亦可导致高血钾。可表现为心律失常、传导异常，严重者可致心脏骤停。此时应立即停用引起高血钾的药物，输注葡萄糖和胰岛素，利用钠、钙制剂拮抗钾，必要时进行血透或腹透。

2. 低磷血症　长期全肠外营养而又未补充磷制剂可导致低磷血症。低磷时可出现肢体麻木、肌无力、反射减弱、嗜睡、发音和呼吸困难、抽筋，甚至昏迷。明确为低磷时应及时补充。

3. 低钙和低镁血症　也是长期全肠外营养时容易出现的问题，两者的临床症状有时难以鉴别，需经实验室检查明确诊断后予以补充。

（五）维生素及微量元素缺乏症

维生素是机体代谢过程中必需的营养素，肠外营养时应注意及时补充，否则可出现各种维生素缺乏，产生一系列症状。禁食超过1个月以上者，可出现微量元素缺乏，最常见的是锌缺乏，其次是铜和铬缺乏。因此，凡长期肠外营养治疗者，应每天补充微量元素。

（六）酸碱平衡紊乱

肠外营养时酸碱平衡失调的原因很多。常见的如某些氨基酸溶液（盐酸精氨酸，盐酸组氨酸）含较多的盐酸盐，输入后可导致高氯性酸中毒。此外，氨基酸代谢本身可产生一些酸性产物，输注氨基酸过量时可发生代谢性酸中毒。肠外营养时碳水化合物过量可使二氧化碳增加，导致呼吸性酸中毒。一些机械通气的病人，过高的碳水化合物摄入可导致二氧化碳产生增加，引起过度通气，导致呼吸性碱中毒的发生。

三、脏器功能损害

（一）肝脏胆道系统损害

肝脏脂肪变性是全肠外营养中常见的并发症，伴有血浆转氨酶升高和肝脏增大（超声检查显示肝脏回声增强）。这主要由于过度喂养引起，尤其是葡萄糖过量。长期接受全肠外营养的病人，可因缺乏食物刺激而影响胆囊收缩、排空功能和肝内胆汁的排泄，久之出现胆汁淤滞、胆泥形成，肝脏中脂肪酸氧化减少，最终导致肝细胞中再酯化的脂肪酸堆积。一些学者认为，从外源性葡萄糖可合成脂肪酸；也有一些学者认为，可以通过周期性肠外营养输注来减少脂肪变性的发生（输注每次间隔 6~8 小时），降低能量的摄入可减少此并发症。

肝脏胆汁淤积是严重的并发症，可能发展为肝硬化和肝衰竭。该并发症在儿童和新生儿中较常见。病人有黄疸、高胆红素血症，血浆中谷氨酰转移酶（γ-GT）和碱性磷酸酶升高。组织学上出现门脉及其周围胆汁淤积和广泛纤维化，疾病终末期有肝硬化表现。此并发症的病因还不知道，但可能与这些因素有关：①胆汁酸肠肝循环减少（如短肠综合征、肠瘘），导致胆汁酸耗竭，毒性胆汁成分增加。②门脉内毒素血症的细菌过度生长（如在血液循环中），引起小肠中次级胆汁酸的产生，具有肝毒素，直接引起肝内胆汁淤积；细菌过度生长引起门脉血中内毒素的增加，刺激细胞因子生成和胆汁转运减少。③脂肪过氧化产物和维生素 E 缺乏。④胆囊活动减少和脂肪乳剂的组成成分能引起与肠外营养相关的肝损害。

全肠外营养时胆囊淤积可发展为胆囊结石，导致胆囊炎。有研究发现，进行全肠外营养 4~6 周的病人胆囊动力下降和胆泥淤滞的发生率分别为 50% 和 100%。因此，长期肠外营养的病人应定期行超声检查，及时发现问题。另外，给予胆囊收缩素（CCK），或少量饮食，以及肠内营养可以刺激胆囊收缩，以此治疗和预防该并发症。

（二）肠道结构和功能损害

长期肠外营养时由于胃肠道长时间缺乏食物刺激，肠黏膜上皮绒毛萎缩、变稀，皱褶变平，肠壁变薄，肠上皮细胞通透性增加，肠道免疫功能障碍，导致肠道正常结构和功能损害，出现细菌移位而引起肠源性感染。因此，长期肠外营养的病人，出现持续低热而又不明确感染病灶存在时，应考虑肠源性感染。而肠内营养可改善和维持肠道黏膜结构和功能的完整性，所以对长期接受肠外营养病人，应根据具体情况尽可能给予一定量的肠内营养，以防止肠道结构和功能损害的并发症发生。

（三）代谢性骨病

肠外营养相关的骨病伴有骨钙丢失（也表现在骨组织学中）、血清碱性磷酸酶增加、高钙血症、骨痛和骨折等。其病因有：①骨骼长期固定伴骨的脱矿质作用。②维生素 D 中毒。③磷和（或）镁摄入过低。④肠外营养中氨基酸过量（尤其是含硫氨基酸）。⑤铝污染。⑥一些病人中肝素或糖皮质激素摄入。⑦钙和维生素 D 摄入不足。⑧缺乏运动。目前还不明确如何预防这种并发症，但增加磷和镁的摄入、交替摄取维生素 D 和足量的钙以及运动可能有用。

四、小结

肠外营养有许多并发症，其中代谢性问题最为多见，可能是由于营养素摄入不足或过量引起，也可能是营养素的组成不合理造成。在日常实践中，准确评估每例病人的营养素需求是非常重要而又困难

五、病例讨论

1. 一般情况　患者，女，46岁，因胃癌行胃大部分切除术，术后接受禁食、胃肠减压、抗感染等治疗，同时给予肠外营养支持。术后25天，每天胃肠减压量较多（1 000~1 200mL/d）。肠外营养每天提供能量100.4kJ（24kcal）/kg，含氮0.2g/kg，24小时经输液泵均匀持续输注。术后第16天出现持续低热（37.7~38.5℃），病人无其他不适主诉。

2. 体格检查　体温38.3℃，心率105次/分，呼吸32次/分。两肺呼吸音清，未闻及啰音，腹平软，未见肠型及肿块，无压痛，肠鸣音正常。四肢、关节活动正常。

3. 辅助检查　术后实验室检查，红细胞3.8×10^{12}/L，血红蛋白108g/L，血细胞比容39.4%，血小板254×10^{9}/L，白细胞9.5×10^{9}/L，中性粒细胞77%。胸片两肺纹理清晰，无炎症征象。尿常规正常，血培养阴性。

4. 诊断　胃癌术后。

5. 肠外营养　病人长时间禁食和肠外营养，持续低热，白细胞和中性粒细胞增高，而机体其他部位无明显感染迹象，故需高度怀疑肠源性感染。由于长期禁食或肠外营养可导致肠黏膜上皮细胞萎缩，肠壁变薄，肠道激素分泌及功能降低，肠黏膜上皮通透性增加，肠道免疫功能障碍，导致肠道黏膜的正常结构和功能损害，肠道细菌易位而引起肠源性感染。目前，临床上诊断细菌易位十分困难，外周血细菌培养和血内毒素测定的阳性率也不高。许多研究已表明，肠内营养物质通过对肠黏膜上皮细胞局部营养、刺激作用，可促进肠上皮细胞的生长和修复，有助于维持肠黏膜结构和功能的完整，同时也使肠道固有菌群正常生长，保持肠道生物屏障功能。谷氨酰胺、精氨酸、鱼油等物质可调节肠道免疫，增强肠屏障功能。

（王　芸）

第十章 呼吸系统疾病与营养

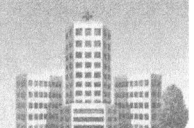

第一节 慢性阻塞性肺病

慢性阻塞性肺病（COPD）是以因慢性支气管炎和肺气肿导致气流受限为特征的一类疾病。气流受阻呈进行性发展，可伴气道高反应性，并可有部分可逆性。本病发病率高，呈缓慢进行性发展，严重影响人们的劳动能力和生活质量。

COPD 患者常伴有营养不良状态，流行病学资料显示，COPD 患者营养不良的发生率为 30% ~ 71%，住院患者的发生率可高达 50%。其中 1/3 ~ 1/2 的患者会出现进行性体重下降，肌肉组织减少引起呼吸肌萎缩，最终导致呼吸衰竭。营养状况是影响 COPD 患者病死率的独立危险因素。因此，有效的营养支持是 COPD 综合治疗中的重要组成部分，对降低此类患者的病死率，延长其生存期和改善其生活质量，具有十分重要的意义。

一、COPD 患者营养不良的发生机制

COPD 患者合并营养不良的机制十分复杂，虽然目前仍不十分明确，但多数学者认为其发生与能量消耗增加和摄入不足等因素有关。具体表现为以下几个方面。

（一）摄入及吸收不足

长期缺氧、高碳酸血症和心功能不全，胃肠道淤血，以及长期使用广谱抗生素，可造成 COPD 患者胃肠道正常菌群失调，导致消化和吸收功能障碍。同时，进餐时加重呼吸负荷，血氧饱和度下降，造成患者气促厌食，膳食摄入量减少。长期大量的抗生素与茶碱类等药物的使用会刺激胃黏膜，患者可发生药物性胃炎，引起胃肠功能紊乱，影响食物的消化和吸收。此外，COPD 患者一般具有年龄偏大、咀嚼功能下降等情况，这些因素可进一步影响营养物质摄入及利用。

（二）机体能量消耗增加

近年来发现，部分 COPD 患者具有超高能量代谢的特点，静息代谢率（RMR）、运动生热效应、食物的热效应（thermic effect of food, TEF）等均比正常人为高。具体机制尚未完全阐明，可能与以下因素有关。

1. COPD 患者肺顺应性下降，气道阻力增加，使呼吸肌负荷以及呼吸做功增加，引起呼吸时氧耗量增加，造成 RMR 相应增加。研究表明，COPD 患者每日用于呼吸的耗能为 1 799 ~ 3 012kJ（430 ~ 720kcal），较正常人高 10 倍。

2. **药物作用** COPD 患者常用的解痉平喘药，如 β_2 激动剂、氨茶碱和类固醇皮质激素等药物具有

一定增加机体能量消耗的作用。

（三）机体分解代谢增加

COPD 患者常因建立人工气道所致的创伤、焦虑、恐惧等的刺激以及反复感染、缺氧、细菌毒素等因素，使机体产生应激反应，导致一系列神经内分泌改变，表现为甲状腺素、生长激素、皮质醇、胰高血糖素等激素分泌增加，而胰岛素分泌受到抑制。以上这些变化可引起机体糖原分解和糖异生加速，脂肪动员及周围组织蛋白分解增加，机体处在一种高代谢状态，能量消耗、尿氮排出显著增加。某些 COPD 患者血清中一些炎症介质（如 TNF - α、IL - 1、IL - 6）水平也较正常人高。这些细胞因子有调节能量消耗、氨基酸代谢和肌肉蛋白分解代谢的作用。这不仅加速人体的分解代谢，而且与 RMR 等呈正相关。此外，有学者观察到呼吸衰竭患者，特别是机械通气时痰液中氮的丢失每日可达 0.36 ~ 0.68g，相当于蛋白质 2.2 ~ 4.3g/d。

二、COPD 患者营养不良的分型

（一）蛋白质型营养不良

部分营养良好的 COPD 患者由于呼吸衰竭或多脏器功能衰竭而致病情急剧加重，此时如未给予合理营养支持，则患者常因高分解代谢或营养摄入不足，而引起蛋白质营养不良，尽管此时患者外表和人体测量值均在正常范围之内，但内脏蛋白各项指标（如白蛋白、转铁蛋白等）及淋巴细胞已出现异常。

（二）蛋白质 - 能量型营养不良

此型为 COPD 患者最常见的营养不良。由于蛋白质和能量摄入都不足而使患者肌肉组织与皮下脂肪逐渐消耗，表现为体重下降，肌酐身高指数（CHI）与其他人体测量指标降低，但内脏蛋白指标仍在正常范围。

（三）混合型营养不良

具有上述两种营养不良的特征，此时患者体内蛋白、脂肪储备空虚，常伴有脏器和系统功能损伤，因而会降低患者的生存率。慢性迁延期的 COPD 患者多为蛋白质 - 能量营养不良，一旦急性发作特别是需机械通气的患者则很快陷入混合型营养不良。COPD 合并此型营养不良者预后极差。

三、COPD 的营养支持

（一）营养支持的目的

1. 缓解期患者　指导患者具有良好的饮食习惯，进行平衡营养，改善 COPD 患者呼吸肌肌力和运动耐力，使患者的体重接近理想体重。减少并发症的发生机会和减轻其程度。

2. 急性发作期或伴呼吸衰竭患者　尽量维持良好的营养状态，从而限制进行性的呼吸肌能量消耗，减轻负荷，恢复呼吸肌的功能，以利于患者对抗急性呼吸道感染等并发症。

（二）营养支持的时机

以尽早为原则，或在经临床干预重要器官、系统功能基本稳定时开始。

（三）营养支持途径

总原则为患者在没有明显胃肠功能障碍时应鼓励患者尽可能经胃肠道给予营养（吞咽困难者，可给予鼻饲），当肠内营养不能满足营养摄入量时，可短期给予静脉营养。

（四）营养支持方法

大多数患者的营养支持应以调整饮食习惯和安排合理膳食为主。如创造良好进食环境，进食前可以适当休息，少量多餐，以软食为主。缺氧明显的患者可在进餐时或饭后给予氧疗。

1. 能量需要　确定患者总能量的供给是营养支持的核心问题。目前尚未建立国际公认的COPD患者总能量摄入模式。COPD患者基础消耗高于健康人，同时还要纠正已降低的体重，因此日需热量应保持较高水平。一般可用Harris-Benedict公式（HBE）推算出基础能量消耗（basic energy expenditure，BEE）：

男性：BEE（kJ/d）= [66.47 + 13.75 × 体重（kg）+ 5.0 × 身高（cm）- 6.76 × 年龄（岁）] × 4.184

女性：BEE（kJ/d）= [655.1 + 9.56 × 体重（kg）+ 1.85 × 身高（cm）- 4.68 × 年龄（岁）] × 4.184

根据BEE计算患者每日能量供应：

一日总能量供给（kJ/d）= BEE × C × 1.1 × 1.3

式中：C为校正系数（男性为1.16，女性为1.19）；1.1为使患者体重下降得以纠正，应再增加10%的BEE；1.3为轻度活动系数，如果卧床则为1.2、中度活动系数为1.5、剧烈活动系数为1.75。

以上能量的供给主要针对的是稳定期COPD患者，对于急性发作期患者，还应乘以应激系数，即临床校正系数（clinical correction factor，CCF），CCF多为经验性的，如体温每升高1℃（>37℃），CCF为1.12，严重感染或脓毒血症患者CCF从1.1~1.3不等。

2. 确定能量供给的分配比例　①碳水化合物：通气功能障碍是COPD患者发病特征之一，因此COPD患者的营养支持不主张摄入过多的碳水化合物，尤其是对存在CO_2潴留的患者应限制其碳水化合物的摄入总量。碳水化合物提供的能量占总能量的50%~60%为宜。如合并呼吸衰竭，严格控制碳水化合物的摄入量（占热能50%）。②脂肪：一般脂肪供能占总能量的20%~30%，具有严重通气障碍和呼吸衰竭的患者可适当提高脂肪的摄入量。膳食脂肪摄入时应注意调整脂肪酸的构成，以防止高脂血症的发生或对网状上皮系统产生损害，故供给脂肪时动物脂肪及植物脂肪以各占一半为宜。此外，在患者的高脂饮食中以中链三酰甘油（MCT）替代部分长链脂肪酸，不仅有利于患者的消化吸收，且有利于正氮平衡的恢复。③蛋白质：蛋白质供能占总能量的15%~20%，治疗开始时为了促进氮潴留和蛋白质合成，可给予优质蛋白质1.2~1.5g/（kg·d）。COPD患者避免过多摄入蛋白质，过量的蛋白质摄入，因其较低的氧热价，将加重低氧血症及高碳酸血症，从而增加每分通气量及氧的消耗。在肠外营养中适当提高支链氨基酸含量及调整饮食中的必需氨基酸谱，使其接近人体必需氨基酸模式，能改善血清BCAA/AAA比值，对降低肺性脑病的发生率及危险性有益。④各种微量元素及维生素的补充：COPD患者常存在各种维生素、微量元素及矿物质的缺乏，如维生素C、维生素E、锌、铜、钾、钙、镁、磷等。这些物质参与机体的抗氧化防御，或是一些酶的辅酶，缺乏时会因氧自由基过多而对机体的损伤或影响各种物质的能量代谢，进一步加重呼吸肌无力。磷的补充在临床上经常被忽视。⑤其他：适当补充精氨酸、谷氨酰胺、核苷酸等营养成分。

四、膳食特点

应供给清淡易消化的软食或半流质，在两餐之间可以少量多次给予浓缩食物，以避免疲乏。忌用辛辣、油腻、海腥、产气类食品。

（周小戈）

第二节 急性呼吸窘迫综合征

急性呼吸窘迫综合征（ARDS）是指由心源性以外的各种肺内外致病因素导致的急性、进行性缺氧性呼吸衰竭。是急性肺损伤（ALI）的严重阶段。临床特点为起病急、进行性气促、顽固性低氧血症等。病变发展迅速，预后差，并可并发多脏器功能障碍（MOD），最终形成多脏器功能衰竭（MOF），甚至死亡。ARDS的确切发病机理尚不清楚，现认为全身炎症反应综合征（SIRS）是感染、创伤等导致ARDS的共同途径。

一、ARDS患者代谢状态

ARDS患者在疾病的各个时期均有高代谢状态。其代谢改变的程度主要受到基础病变、肺损伤程度等因素的影响。具有多重代谢危象的重症患者，如败血症、损伤或全身性炎症反应综合征会明显加速分解代谢，同时增加能量的需要，导致严重的营养供需失衡及营养不良。有人将这些过程综合起来称为损伤或应激性代谢反应。

高代谢状态可分为两个时相。第一时相为代谢休眠期，其特征为氧耗量的降低，血液循环障碍，液体失衡和细胞内休克。这一阶段一般持续24～36小时，随后代谢水平迅速增加进入第二时相，代谢高动力期。特点为细胞活性增加、激素分泌增加、代谢增加、体温升高及氮丢失加速。通常在这一过程，患者心脏指数或氧耗量与疾病的严重程度呈比例变化。处于高代谢状态的患者常伴有发热，体温的增加常伴有代谢率的增加。体温超过37℃，每增加1℃，代谢率增加10%左右。高代谢的患者代谢消耗增加，因而能量的需要也随之增加。

蛋白质分解代谢增加是ARDS患者高代谢状态的显著特征之一。这是由于在损伤应激反应中，蛋白质分解代谢成为能量供应的优先途径。伴随着蛋白质分解的增多，患者大部分能量需要由氨基酸脱氨基作用满足。饥饿状态患者每日丢失肌肉蛋白可达75g或相当于200～300g肌肉组织。高代谢状态的患者每日丢失肌肉蛋白更多，每日丢失的肌肉蛋白量可高达250g或相当于750～1 000g肌肉组织。

ARDS患者的代谢状态与ARDS预后及转归密切相关。预后较好的ARDS可在7～10天内纠正高代谢状态，改善呼吸衰竭。数周甚至数月后相应的临床表现可消失，肺功能异常减轻，恢复正常。预后较差的ARDS则很难纠正高代谢状态，患者可出现营养不良、呼吸功能减退、反复发生呼吸道和肺部感染，甚至死亡。少数患者在肺功能衰竭之后很快死亡，此时患者不存在高代谢状态。

高代谢状态常造成ARDS患者并发营养不良。营养不良对呼吸功能可产生不良影响，增加ARDS患者的病死率，因此营养支持对ARDS尤其重要。

二、ARDS的营养支持

（一）目的

防止营养不良的发生，减少并发症和缩短病程；防止蛋白质过度分解所造成的负氮平衡，通过营养支持治疗，使蛋白质代谢及能量消耗和供给达到平衡，提高抢救成功率。具体达到以下目标：①保证适当的、但不能过多地能量储备。②最大限度保存机体的肌肉组织。③建立正氮平衡。④提供适当的维生素、无机盐和脂肪。⑤提供适当的液体。

（二）营养支持的途径

ARDS 患者存在胃肠功能紊乱的现象，因此应使用肠外营养来进行营养支持。在实施肠外营养时，如果患者胃肠功能允许，可同时通过胃肠道补充营养，这有利于恢复肠道黏膜的完整性，并保持胃肠道的屏障功能。

（三）营养支持方法

1. 能量的需要　ARDS 患者的总能量消耗（basic energy expenditure，TEE）为 BEE、进食及寒战导致的产热作用、活动和应激反应等情况下的能量消耗总和。一般可用以下公式计算：

TEE = BEE × 应激因素

大部分 ARDS 患者平均应激因素为 1.2；严重的高代谢患者，应激因素可增加到 1.2~1.4。

一般而言，ARDS 患者在接受机械通气治疗时，建议每天能量供应为 105kJ/kg。

2. 合理分配营养成分　根据每日所需总能量，合理安排碳水化合物、脂肪和蛋白质的比例。目前，对 ARDS 患者营养支持时营养成分的比例分配问题尚无统一意见。一般推荐，碳水化合物占能量的百分比为 60%~70%、脂肪为 20%~30%、蛋白质为 20%［或 1~2g/（kg·d）］。对于 ARDS 患者，蛋白质的摄入量不宜过多。蛋白质摄入过多可增加呼吸功能，导致呼吸肌群进一步衰竭，加重低氧血症及高碳酸血症。

3. 其他　适当补充维生素、微量元素及谷氨酰胺、精氨酸、n-3 系列脂肪酸等营养成分。

（四）营养监测

有效的监测可保证合理应用营养支持，并减少并发症的发生。根据病情可每天测体重、尿酮及尿糖；每周一次评估氮平衡；每周两次检测血糖、尿素、肌酐、血清胆红素、谷草转氨酶、丙氨酸转氨酶等；每两周一次检测白蛋白、转铁蛋白、全血细胞计数等。根据监测结果随时调整营养支持方案。

（周小戈）

第三节　乳糜胸

胸膜腔内积贮来自胸导管渗漏的乳糜液或淋巴液即谓乳糜胸。正常情况下，除右上肢和头颈部外，全身的淋巴液均输入胸导管，然后在左侧颈部注入左颈内静脉和左锁骨下静脉交接处，流入体静脉系统。导致乳糜胸的原因主要分为外伤性和梗阻性。胸部外伤或者胸内手术如食管、主动脉、纵隔或心脏手术可能引起胸导管或其分支的损伤，使乳糜液外溢入胸膜腔。有时脊柱过度伸展也可导致胸导管破损。胸腔内肿瘤如淋巴肉瘤、肺癌或食管癌压迫胸导管发生梗阻，梗阻胸导管的近端因过度扩张，压力升高，使胸导管或其侧支系统破裂。根据解剖结构，阻塞或压迫发生在第 5 胸椎以下时为右侧乳糜胸，在第 5 胸椎以上时为左侧或双侧乳糜胸。

一、病理生理

胸导管的主要功能是将消化道的脂肪输注到静脉，人体摄入脂肪的 60%~70% 进入胸导管，包括中性脂肪、游离脂肪酸、髓鞘磷脂、胆固醇酯等。胸导管还是正常情况下血管的蛋白质返回血循环和特殊情况下输送人体储存蛋白质进入血循环的主要途径。乳糜液中总蛋白含量约为血浆蛋白的一半，包括白蛋白、球蛋白、纤维蛋白原、凝血酶原等。乳糜液中电解质的浓度与血浆相似，也含有一些糖及非蛋白氮，并含有多种脂溶性维生素，多种抗体及多种酶。胸导管是人体淋巴细胞再循环的主要途径，每天经胸导管返回血液中的淋巴细胞数为血循环中淋巴细胞总数的10～20倍。因此，一旦胸导管破裂，大量的乳糜液外渗入胸膜腔内，必然引起两个严重的后果：其一，富有营养的乳糜液大量损失必然引起机体的严重脱水、电解质紊乱、营养障碍以及大量抗体和淋巴细胞的耗损，降低了机体的抵抗力；其二，胸膜腔内大量乳糜液的积贮必然导致肺组织受压，纵隔向对侧移位以及回心血流的大静脉受到部分梗阻，血流不畅，进一步加剧了体循环血容量的不足和心肺功能衰竭。

渗入胸膜腔内乳糜液数量多寡不一，少则每日100～200mL，多则每日3 000～4 000mL，这主要决定于胸导管破口的大小、胸膜腔内的负压、静脉输液量及其速度，以及摄入食物的性质。

二、治疗

常用的方法为保守治疗、外科手术治疗以及放射治疗。

（一）保守治疗

保守疗法一般适用于患者情况尚好，胸腔乳糜液每日在300～500mL。营养支持、充分引流、病因治疗是关键。

1. 营养支持　以低脂、低钠、高蛋白及高碳水化合物饮食为原则，严格限制脂肪食物，可食用短、中链三酰甘油以代替长链三酰甘油，如棕榈油和椰子油中所含的中链三酰甘油经肠道吸收时不参与乳糜形成，直接进入门静脉系统，可减少胸导管淋巴液，促进胸导管破口愈合。胸液漏出速度快且量大者可禁食，实行全胃肠外营养。

中链三酰甘油膳食是适用于乳糜胸、乳糜尿、乳糜性腹水、高乳糜微粒血症等病症的膳食，特点如下：

（1）中链三酰甘油提供的能量至少占总能量的20%，或占脂肪能量的65%。

（2）食用中链三酰甘油可引起腹胀、恶心、腹泻等不良反应，因此进食要慢，采用少食多餐的办法，或用中链三酰甘油制备的食品作为加餐。

（3）中链三酰甘油由门静脉直接进入肝脏，在肝脏内能迅速氧化生成酮体，不储存在脂肪组织中，为避免酮症发生，应补充碳水化合物。

（4）可用的食物：未加油脂的主食及点心、去脂牛奶、咖啡、茶、果汁饮料、水果、蔬菜、豆制品、蛋清、蛋黄（每周不超过3个）、精瘦肉、鱼、禽类（每日不超过150g）。烹调油在规定数量之内使用，采用中链三酰甘油取代。

2. 缓解症状　反复胸腔穿刺抽液或胸腔闭式引流有利于缓解压迫症状，促进肺复张和瘘口愈合。

（二）外科手术治疗

现在认为成年患者每24小时乳糜液丢失在1 000mL以上，无减少趋势者要尽早采取手术治疗。保守治疗连续1周左右，如患者无好转倾向则应采取手术治疗。通过手术方法结扎破裂的胸导管或及其分支。胸导管具有丰富的侧支循环，因而胸导管结扎后不致引起淋巴管道回流的梗阻。

术前纠正患者的营养不良状态和水与电解质紊乱，术后2～4周内给予低脂饮食。

(三) 放射治疗

适用于纵隔淋巴瘤或肿瘤所致的乳糜胸。对胸膜淋巴管照射20Gy（2 000rad），使胸导管闭合。

(周小戈)

第十一章 循环系统疾病与营养

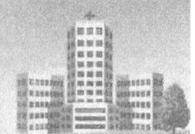

第一节 高脂血症

血浆中的脂类主要分为 5 种：三酰甘油（triglyceride）、磷脂（phospholipid）、胆固醇酯（cholesterol ester）、胆固醇（cholesterol）以及游离脂肪酸（free fatty acid）。除游离脂肪酸是直接与血浆白蛋白结合运输外，其余的脂类则均与载脂蛋白结合，形成水溶性的脂蛋白转运。由于各种脂蛋白中所含的蛋白质和脂类的组成和比例不同，所以它们的密度、颗粒大小、表面负荷、电泳表现和其免疫特性均不同。脂蛋白的分离常用密度离心法，可将脂蛋白分为：乳糜微粒（chylomicrons，CM）、极低密度脂蛋白（very low - density lipoprotein，VLDL）、低密度脂蛋白（low - density lipoprotein，LDL）和高密度脂蛋白（high - density lipoprotein，HDL）。CM 是颗粒最大的脂蛋白，主要功能是运输外源性胆固醇。VLDL 主要含内源性三酰甘油。LDL 是富含胆固醇的脂蛋白，主要作用是将胆固醇运送到外周血液。HDL 是血清中颗粒密度最大的一组脂蛋白，主要作用是将肝脏以外组织中的胆固醇转运到肝脏进行分解代谢。

高脂血症（hyperlipidemia）是促进动脉粥样硬化（AS）的一个直接因素。高血脂常常指血浆中三酰甘油（TG）、总胆固醇（TC）、低密度胆固醇升高，这类血脂的升高在动脉粥样硬化、糖尿病的发展过程中起着重要的作用，也都是冠心病的独立危险因素，其中低密度胆固醇的升高与 AS 的相关更为密切，因而高 LDL 一直是 AS 重要的生物标志物和干预靶点。近几十年来大量的研究认为低血浆 HDL（≤35mg/dL）是 AS、冠心病的另一重要的独立危险因素，目前大量临床研究在关注升高 HDL 的策略。高脂血症并不能概括低 HDL 在 AS 形成中的危害作用，近来更倾向用血脂紊乱来代替高脂血症。有以下三种中的一种就为血脂异常：血清 TC 水平增高，血清 TG 水平增高，血清高密度脂蛋白胆固醇（HDL - C）水平减低。

一、膳食营养因素和血脂代谢

营养膳食是影响和调节血脂代谢的最重要的环境因素，其中膳食脂类是影响脂质代谢最突出的因素。

（一）脂类

1. 脂肪酸　膳食脂肪酸的组成不同对血脂水平的影响也不同，如脂肪酸的饱和程度不同和脂肪酸碳链长度不同对血脂的影响不一。

（1）饱和脂肪酸：饱和脂肪酸被认为是膳食中使血液胆固醇含量升高的主要脂肪酸。但进一步研究表明，并不是所有的饱和脂肪酸都具有升高血清胆固醇的作用。小于 10 个碳原子和大于 18 个碳原子的饱和脂肪酸几乎不升高血液胆固醇。而棕榈酸（palmitic acid，C16：0）、豆蔻酸（myristic acid，C14：0）和月桂酸（lauric acid，C12：0）有升高血胆固醇的作用。升高血清胆固醇的作用以豆蔻酸最强，棕榈酸次之，月桂酸再次之。这些饱和脂肪酸升高胆固醇的机理可能与抑制LDL受体的活性有关，从而干扰LDL从血液循环中清除。

（2）单不饱和脂肪酸：单不饱和脂肪酸如橄榄油和茶油曾被认为对血清胆固醇的作用是中性的，既不引起血清胆固醇升高，也不引起其降低。但随着研究的深入，发现摄入富含单不饱和脂肪酸橄榄油较多的地中海居民虽然脂肪的摄入量很高，但冠心病的病死率较低。进一步的研究认为单不饱和脂肪酸能降低血总胆固醇和LDL，而不降低HDL水平，或使LDL胆固醇下降较多而HDL胆固醇下降较少。

（3）多不饱和脂肪酸：膳食中的多不饱和脂肪酸主要为n－6多不饱和脂肪酸和n－3多不饱和脂肪酸。n－6多不饱和脂肪酸如亚油酸（linoleic－acid，C18：2）能降低血液胆固醇含量，降低LDL胆固醇的同时也降低HDL胆固醇。亚油酸对血胆固醇的作用机理正好与饱和脂肪酸相反，即增加LDL受体的活性，从而降低血中LDL颗粒数及颗粒中胆固醇的含量。

膳食中的n－3多不饱和脂肪酸如α－亚麻酸（α－linolenic acid，C18：3）、EPA和DHA能降低血液胆固醇含量，同时降低血液三酰甘油含量，并且升高血浆HDL水平。EPA和DHA降低血浆三酰甘油的作用是因为它们阻碍了三酰甘油掺入到肝脏的VLDL颗粒中，导致肝脏分泌三酰甘油减少，血浆三酰甘油降低。

n－6多不饱和脂肪酸系列的亚油酸和n－3系列的EPA和DHA可为前列腺素中阻碍血小板凝集成分的前体之一，故亚油酸、EPA和DHA具有抑制血小板凝集的作用。除此之外，n－3多不饱和脂肪酸还具有改善血管内膜的功能，如调节血管内膜NO的合成和释放等。

多不饱和脂肪酸由于双键多，在体内易被氧化。大量多不饱和脂肪酸的摄入可提高机体内的氧化应激水平，从而促进AS的形成或发展。单不饱和脂肪酸由于不饱和双键较少，对氧化作用的敏感性较多不饱和脂肪酸低，可能对预防AS更有优越性。

（4）反式脂肪酸：反式脂肪酸（trans fatty acids）是食物中常见的顺式脂肪酸的异构体。在将植物油氢化制成人造黄油的生产过程中，双键可以从顺式变成反式，即形成反式脂肪酸。近年来的研究表明摄入反式脂肪酸可使血中LDL胆固醇含量增加，同时引起HDL降低，HDL/LDL比例降低。

2. 胆固醇 人体内的胆固醇来自外源性和内源性两种途径，外源性约占30%～40%，直接来自膳食，其余由肝脏合成。当膳食中摄入的胆固醇增加时，不仅肠道的吸收率下降，而且可反馈性地抑制肝脏HMG－CoA还原酶的活性，减少体内胆固醇的合成，从而维持体内胆固醇含量的相对稳定。但这种反馈调节并不完善，故胆固醇摄入太多时，仍可使血中胆固醇含量升高。值得注意的是，个体间对膳食胆固醇摄入量的反应差异较大，影响这种敏感性的因素主要有膳食史、年龄、遗传因素及膳食中各种营养素之间的比例等。

3. 植物固醇 植物中含有与胆固醇结构类似的化合物称为植物固醇（phytosterol），它能够在消化道与胆固醇竞争性形成"胶粒"，抑制胆固醇的吸收，降低血浆胆固醇。

（二）膳食纤维

膳食纤维能够降低胆固醇和胆酸的吸收，并增加其从粪便中排出，改变肝脏脂蛋白和胆固醇的代谢，具有降低血脂的作用。

二、血脂异常的营养治疗

血脂异常主要表现为总胆固醇、LDL 升高,根据胆固醇和 LDL 的水平,把血脂异常分为轻度、中度和严重升高,见表 11 - 1。

表 11 - 1　总胆固醇和 LDL - C 水平分类

分类	总胆固醇　mg/dL（mmol/L）	LDL - C　mg/dL（mmol/L）
适当的	<150（3.88）	<100（<2.59）
可接受的	150~199（3.88~5.15）	100~129（2.59~3.34）
轻度升高	200~239（5.17~6.19）	130~159（3.36~4.11）
中度升高	240~299（6.21~7.76）	160~219（4.14~5.62）
严重升高	≥300（≥7.76）	≥220（≥5.69）

（一）轻度高胆固醇血症的营养治疗

对没有冠心病而表现为轻度胆固醇升高（200~239mg/dL）的,主要通过膳食治疗。膳食治疗的策略是指合理控制热能和糖,减少升高胆固醇脂肪酸的摄入,主要是指饱和脂肪酸的摄入不超过总能量的10%,总脂肪酸的摄入不超过能量摄入的30%。饱和脂肪酸常来源于动物性食物,包括肉类和奶类脂肪。相对而言,奶类脂肪比肉类更易于升高血浆胆固醇。植物的饱和脂肪酸主要来自热带植物如椰子油。减少牛排、汉堡和肉类的消费是降低饱和脂肪酸摄入的主要途径,此外,减少奶制品的摄入如减少牛奶、奶酪、冰激凌及用低脂肪或无脂肪的乳制品来替代也是减少饱和脂肪酸摄入的有效途径。具体要求见表 11 - 2。

表 11 - 2　营养素的摄入量

营养素	摄入量
总脂肪	≤总能量的30%
升高胆固醇的脂肪酸	<总能量的10%
单不饱和脂肪酸	总能量的10%~15%
多不饱和脂肪酸	<总能量的10%
碳水化合物	≥总能量的55%
蛋白质	总能量的10%
胆固醇	<300mg/d

反式脂肪酸可升高胆固醇。西方国家要求反式脂肪酸的摄入低于总能量的3%,鉴于我国反式脂肪酸的消费量低,通常反式脂肪酸的摄入量达不到这个水平。减少动物性食物也必然减少胆固醇的摄入,有助于降低血浆总胆固醇和 LDL 水平。轻度胆固醇升高者常伴有肥胖,因此控制肥胖也是降低胆固醇的一个重要方面。

（二）中度高胆固醇血症的营养治疗

中度高胆固醇血症（240~299mg/dL）的治疗方案取决于冠心病的危险状况。患者可分为中度和高度危险状况。冠心病的危险因素见表 11 - 3。

表 11-3　冠心病的危险因素

吸烟
高血压
糖尿病
低 HDL（<35mg/dL）
年龄（男>40岁，女>55岁）

在中度胆固醇升高不伴有或伴有上述危险因素中的一项被认为是中度危险患者，而伴有 2 项危险因素及以上者被认为是高度危险患者。

中度危险的患者其血浆 LDL 在 160~180mg/dL 之间，可通过非药物的膳食或生活方式（表 11-4）使 LDL 水平控制在 <160mg/dL。而 LDL 在 190~219mg/dL 的中度危险患者及高度危险患者，需在膳食的基础上应用降脂药物治疗。

表 11-4　非药物途径治疗

戒烟
减少升高胆固醇的脂肪酸摄入
减少膳食胆固醇
维持理想体重
规律运动
降低盐的摄入
增加水果和深色蔬菜的摄入
增加抗氧化物和维生素的摄入

（三）常用降低血脂的食物的选择

大量的研究观察了食物对血脂的影响，发现了不少食物可以防治高胆固醇血症或改善血脂紊乱。

1. 豆类　包括大豆、蚕豆、豌豆、赤豆、绿豆等，它们是人体蛋白质的良好来源，蛋白质的氨基酸比较齐全，因而营养价值较高，特别是经过加工成豆腐或其他制品后，更易被人体消化吸收利用。几乎不含胆固醇，含有豆固醇，可以起到抑制机体吸收动物食品所含胆固醇的作用。大豆中所含脂肪为多不饱和脂肪酸，即亚油酸；还含有丰富的磷脂、食物纤维、维生素、无机盐，微量元素如钙、磷、铁、锰、碘等，这些不仅有益于身体健康，而且有益于防治高血脂病、冠心病等。专家指出大豆中还含有皂角苷，能降低血液中的胆固醇。若每人每天或隔日能吃豆类 50~100g，便可有明显的降低胆固醇的作用，从而达到降低血脂的目的。

2. 大蒜　它不仅含有丰富的营养，而且含有大量的大蒜素，其主要成分是挥发性硫化物。它可抑制胆固醇的合成，对高血脂有预防作用，能使血清胆固醇明显减少。

3. 洋葱　其降血脂效能与其所含的烯丙基二硫化物作用有关，健康人每天吃 60g 油煎洋葱，能有效预防因高脂食物引起的血胆固醇升高的现象。

4. 苹果　常年不间断地食用苹果，每天大约 110g 左右，可以防止血中胆固醇的增高。其原因是苹果中含有丰富的类黄酮。类黄酮是一种天然抗氧化剂，具有降低血脂的作用。

5. 山楂　山楂具有散瘀、消积、化痰、解毒、活血、醒脑等功效。山楂主要含有山楂酸、柠檬酸、脂肪分解酸、维生素C、枸橼酸、黄酮、碳水化合物和蛋白质等多种成分，可促进胆固醇排泄而降低血脂的作用。

6. 鱼类　鱼类含有多不饱和脂肪酸，特别是二十碳五烯酸，可使血液中的三酰甘油和胆固醇显著降低，对于防止高脂血症大有益处。

7. 海带　海带中含有一种叫作海带多糖的有效成分，可以降低血清总胆固醇和三酰甘油的含量。在食用油腻过多的动物脂肪膳食中掺点海带，可以减少脂肪在体内的寄存，会使脂肪在人体内的蓄积趋向于皮下和肌肉组织中，同时会使血液中的胆固醇含量显著降低。海带中含有纤维素，纤维素可以和胆汁酸结合而排出体外，从而减少胆固醇的合成，防止动脉粥样硬化的发生。海带中含有丰富的维生素和矿物质。

8. 菌类食物　蘑菇、草菇、香菇、平菇等菌类食物，是一种高蛋白、低脂肪，富含天然维生素的健康食品，具有许多的保健作用。如香菇中含有纤维素，能促进胃肠蠕动，防止便秘，减少肠道对胆固醇的吸收；含有的香菇嘌呤等核酸物质，能促进胆固醇分解而排泄，防止血脂升高。

9. 牛奶　牛奶不仅营养价值高，而且含有羧基与甲基戊二酸，能够抑制人体内胆固醇合成酶的活性，从而抑制胆固醇的合成，降低血中胆固醇的含量。牛奶中含有丰富的钙，能降低人体对胆固醇的吸收。牛奶中含有的乳清酸能有效抑制胆固醇的生物合成与吸收，故能使人体内的胆固醇的含量降低。如果有条件喝脱脂的牛奶和酸奶对高脂血症或高胆固醇症者有益。

10. 燕麦　燕麦是世界上公认的高营养粮种之一，必需氨基酸的含量高于其他谷类粮食。燕麦有降低胆固醇的作用。每天适量食用燕麦粥，可使人体血清胆固醇水平降低。因为燕麦富含人体必需的亚油酸，且含有丰富的可溶性膳食纤维。

11. 植物油　食用植物油，包括菜油、豆油、麻油、花生油或玉米油等，由于其中含丰富的不饱和脂肪酸，有降低血中胆固醇的作用；但需注意油脂含有的热能较高，过量可引起体重的增加。

（周小戈）

第二节　冠心病

冠心病的病理改变是动脉粥样硬化（AS），因此冠心病的预防也就是AS的预防。AS是一种炎症性、多阶段的退行性的复合性病变。近年来的研究认为AS是在损伤因子的作用下导致的一个慢性炎症的过程，主要包括四期的病理变化：动脉血管内膜功能紊乱期，血管内膜脂质条纹期，典型斑块期和斑块破裂期。目前认为除了遗传、年龄、肥胖、吸烟、血脂异常、机体内氧化应激水平升高和缺乏体力活动等危险因素外，营养膳食因素在AS的发病中也起着极为重要的作用。

一、膳食营养因素和冠心病

（一）热能、碳水化合物

过多的能量摄入在体内转化成脂肪，储存于皮下或身体各组织，造成肥胖。肥胖患者的脂肪细胞对胰岛素的敏感性降低，引起葡萄糖的利用受限，继而引起代谢紊乱，血浆三酰甘油升高。

膳食中碳水化合物的种类和数量对血脂水平有较大的影响。蔗糖、果糖摄入过多容易引起血清三酰甘油含量升高，这是肝脏利用多余的碳水化合物变成三酰甘油所致。膳食纤维能够降低胆固醇和胆酸的吸收，并促进其从粪便排出，具有降低血脂的作用。

（二）脂类

膳食脂肪酸、胆固醇对血脂水平有直接的影响。

（三）蛋白质与动脉粥样硬化

蛋白质与动脉硬化的关系尚未完全阐明。在动物实验中发现，高动物性蛋白（如酪蛋白）膳食可促进 AS 的形成。用大豆蛋白和其他植物性蛋白代替高脂血症患者膳食中的动物性蛋白能够降低血清胆固醇。研究还发现一些氨基酸可影响心血管的功能，如牛磺酸能减少氧自由基的产生，使还原性谷胱甘肽增加，保护细胞膜的稳定性，同时还具有降低血胆固醇和肝胆固醇的作用；目前高血浆同型半胱氨酸被认为是血管损伤或 AS 的独立危险因子，同型半胱氨酸在体内由必需氨基酸——蛋氨酸转变生成。蛋氨酸摄入增加引起血浆同型半胱氨酸升高，动物研究发现增加蛋氨酸摄入能引起动脉内膜的损伤。

（四）维生素和微量元素

1. 维生素 E　人群观察性研究和动物实验干预研究已证实，维生素 E 有预防动脉粥样硬化和冠心病的作用，但人群干预研究中，维生素 E 是否具有抗动脉粥样硬化作用并不清楚。维生素 E 预防动脉粥样硬化作用的机理可能与其抗氧化作用有关，即减少脂质过氧化物质的形成。除了氧化—还原特性外，维生素 E 还可能通过抑制炎症因子的形成和分泌，以及抑制血小板凝集而发挥抗动脉粥样硬化的作用。

2. 维生素 C　维生素 C 在体内参与多种生物活性物质的羟化反应，包括参与肝脏胆固醇代谢成胆酸的羟化反应，促进胆固醇转变为胆汁酸而降低血中胆固醇的含量。维生素 C 参与体内胶原的合成，降低血管的脆性和血管的通透性；维生素 C 是体内重要的水溶性抗氧化物质，可降低血管内皮的氧化损伤；大剂量的维生素 C 可加快冠状动脉血流量，保护血管壁的结构和功能，从而有利于防治心血管疾病。

3. 其他维生素　血浆同型半胱氨酸是动脉粥样硬化的独立危险因素。同型半胱氨酸是蛋氨酸的中间代谢产物，同型半胱氨酸在转变成蛋氨酸和胱氨酸过程中需要叶酸、维生素 B_{12} 和维生素 B_6 作为辅酶。当叶酸、维生素 B_{12} 和维生素 B_6 缺乏时，血浆同型半胱氨酸浓度增加。膳食中补充叶酸、维生素 B_{12} 和维生素 B_6 可降低高血浆同型半胱氨酸对血管的损伤。

烟酸在药用剂量下也有降低血清胆固醇和三酰甘油水平、升高 HDL 水平、促进末梢血管扩张等作用。维生素 B_6 与构成动脉管壁的基质成分——酸性黏多糖的合成以及脂蛋白脂酶的活性有关，缺乏时可引起脂质代谢紊乱和动脉粥样硬化。

4. 微量元素　镁对心肌的结构、功能和代谢有重要作用，还能改善脂质代谢并有抗凝血功能。缺镁易发生血管硬化和心肌损害，软水地区居民心血管疾病发病率高于硬水地区，可能与软水中含镁较少有关。高钙饲料可降低动物血胆固醇。铬是葡萄糖耐量因子的组成成分，缺铬可引起糖代谢和脂类代谢的紊乱，增加动脉粥样硬化的危险性。而补充铬可降低血清胆固醇和 LDL 水平，提高 HDL 的含量，防止粥样硬化斑块的形成。铜缺乏也可使血胆固醇含量升高，并影响弹性蛋白和胶原蛋白的交联而引起心血管损伤。过多的锌则降低血中 HDL 含量，膳食中锌/铜比值较高的地区冠心病发病率也较高。近年来的实验研究还发现，过量的铁可引起心肌损伤、心律失常和心衰等，应用铁螯合剂可促进心肌细胞功能和代谢的恢复。此外，碘可减少胆固醇在动脉壁的沉着；硒是体内抗氧化酶——谷胱甘肽过氧化物酶的核心成分。谷胱甘肽过氧化物酶使体内形成的过氧化物迅速分解，减少氧自由基对机体组织的损伤。缺硒也可减少前列腺素的合成，促进血小板的聚集和血管收缩，增加动脉粥样硬化的危险性。

（五）其他膳食因素

1. 酒　少量饮酒可增加血 HDL 水平，而大量饮酒可引起肝脏的损伤和脂代谢的紊乱，主要是升高血三酰甘油和 LDL 水平。

2. 茶　茶叶中含有茶多酚等物质，茶多酚具有抗氧化作用和降低胆固醇在动脉壁聚集的作用。

3. 大蒜和洋葱　大蒜和洋葱有降低血胆固醇水平和提高 HDL 的作用，其作用与大蒜和洋葱中的含硫化合物有关。

4. 富含植物化学物质的食物　植物性食物中含有大量的植物化学物质如黄酮、异黄酮、花青素类化合物和皂苷类化合物，这些化合物具有降低血浆胆固醇水平、抗氧化和抑制动脉粥样硬化性的血管炎性反应，及抗动脉粥样硬化形成的作用。

二、动脉粥样硬化及冠心病的营养防治

冠心病的临床分为隐匿型、心绞痛型、心肌梗死型、心力衰竭和心律失常型、猝死型。冠心病是在动脉粥样硬化的基础上逐步发展形成的，而动脉粥样硬化与血脂异常密切相关，在一般情况下，血脂异常、动脉粥样硬化和冠心病的营养膳食治疗的基本原则和措施是相同的。

动脉粥样硬化或动脉粥样硬化冠心病的防治原则是在平衡膳食的基础上，控制总热能和总脂肪，限制膳食饱和脂肪酸和胆固醇，保证充足的膳食纤维和多种维生素，保证适量的矿物质和抗氧化营养素。但在发生心肌梗死或心力衰竭等危急情况时，营养膳食措施可作适当的调整。

1. 限制总热量摄入，保持理想体重　热能摄入过多是肥胖的重要原因，而后者是动脉粥样硬化的重要危险因素，故应该控制总能量的摄入，并适当增加运动，保持理想体重。

2. 限制脂肪和胆固醇摄入　限制膳食中脂肪总量及饱和脂肪酸和胆固醇摄入量是防治高胆固醇血症和动脉粥样硬化，以及动脉粥样硬化性冠心病的重要措施。膳食中脂肪摄入量以占总热能 20%～25% 为宜，饱和脂肪酸摄入量应少于总热能的 10%，适当增加单不饱和脂肪酸和多不饱和脂肪酸的摄入。鱼类主要含 n-3 系列的多不饱和脂肪酸，对心血管有保护作用，可适当多吃。少吃含胆固醇高的食物，如猪脑和动物内脏等。胆固醇摄入量 <300mg/d。高胆固醇血症患者应进一步降低饱和脂肪酸摄入量使其低于总热能的 7%，胆固醇 <200mg/d。国际上对降低和控制血浆胆固醇已经进行过很多的研究，并在许多问题上已经取得了共识，相当多的方案都是一致的。

3. 提高植物性蛋白的摄入，少吃甜食　蛋白质摄入应占总能量的 15%，植物蛋白中的大豆有很好地降低血脂的作用，所以应提高大豆及大豆制品的摄入。碳水化合物应占总能量的 60% 左右，应限制单糖和双糖的摄入，少吃甜食和含糖饮料。

4. 保证充足的膳食纤维摄入　膳食纤维能明显降低血胆固醇水平，因此应多摄入含膳食纤维高的食物，如燕麦、玉米、蔬菜等。

5. 供给充足的维生素和矿物质　维生素 E 和很多水溶性维生素以及微量元素具有改善心血管功能的作用，维生素 E 和维生素 C 还具有抗氧化作用，应多食用新鲜蔬菜和水果。

6. 饮食清淡，少盐和少饮酒　高血压是动脉粥样硬化的重要危险因素，为预防高血压，每日盐的摄入应限制在 6g 以下。严禁酗酒，可少量饮酒。

7. 适当多吃保护性食品　非营养素的植物化学物质具有心血管健康促进作用，摄入富含这类物质的食物将助于维持心血管的健康和抑制动脉粥样硬化的形成。应鼓励多吃富含植物化学物质的植物性食

物，如大豆、草莓、洋葱和香菇等。

三、心肌梗死的营养治疗

心肌梗死（myocardial infarction）是心肌的缺血性坏死。常见的是在冠状动脉粥样硬化病变的基础上，发生冠状动脉血供应急剧减少或中断，使相应的心肌严重而持久地急性缺血所致；可发生心律失常、休克或心力衰竭。

心肌梗死的饮食治疗包括以下几个方面：

1. 限制能量摄入　急性心肌梗死发病后的2～3天内，能量摄入不宜过高，以减轻心脏负担。能量给予500～800kcal/d，食物总容量1 000～1 500mL，进食内容包括米汤、藕粉、去油肉汤、温果汁、菜汁、蜂蜜水等流质。此阶段应避免胀气或带刺激性的食物，如豆浆、牛奶、浓茶和咖啡。少量多餐，分5次多次进食，以避免膈肌抬高加重心脏负担。食物不宜过冷和过热，以防引起心律失常，这阶段应完全卧床休息，进食由他人协助。

2. 注意水和电解质的平衡　要一并考虑食物中的饮水及输液的总量，以适应心脏的负荷能力。患者如伴有高血压或心力衰竭，应限制钠盐。临床上观察到急性心肌梗死发生后，有尿钠的丢失。高钾和低钾对心脏功能不利，故应该根据血液生化指标予以调整。

3. 注意饮食清淡、易消化且营养平衡　病情好转后，可选用低脂半流质，能量供给增至1 000～1 500kcal/d。膳食宜清淡、富有营养和容易消化。可选用适量的瘦肉末、鱼类、家禽、蔬菜、水果、低脂奶和豆浆。保持胃肠道通畅，以防大便时过分用力，加重病情。

病情稳定后（一般3～4周），随着患者逐步恢复活动，饮食的限制也可逐渐放松，但脂肪和胆固醇的摄入仍然应适当限制，以防血脂升高、血液的黏度增加。另外，仍应少食多餐，避免过饱，以防心肌梗死再复发。另一方面，饮食不要过分限制，以免造成营养不良和增加患者的精神负担，影响患者的康复。

四、心力衰竭的营养治疗

心力衰竭系指在适量静脉回流情况下，心脏不能输出足够的血液来满足组织代谢需要的一种病理状态，临床上可分为左心、右心和全心衰竭。心力衰竭的常见诱因有感染、心律不齐、心肌缺血、心脏负荷加重、电解质平衡紊乱和酸碱平衡紊乱等。心力衰竭期间的营养膳食应注意以下几个方面：

1. 适当限制能量和蛋白质的摄入　限制能量和蛋白质的摄入，以减轻心脏的负担。心力衰竭明显时，每天的能量摄入限制在600～1 000kcal，蛋白质为25～30g为宜，能量逐渐增加至1 000～1 500kcal/d，蛋白质逐渐增加至40～50g/d。病情稳定后，能量以低于理想体重，蛋白质以0.8g/kg为宜。

2. 控制钠盐　根据心力衰竭的程度，钠盐的摄入量每天限制在2 000mg、1 500mg或500mg。心力衰竭时水潴留常继发于钠潴留，在限钠的同时饮水量可不加严格限制，一般允许每天摄入1 500～2 000mL。

3. 注意电解质的平衡　心力衰竭最常见的电解质紊乱之一是钾的平衡失调。由于摄入不足、丢失增加或利尿剂的使用等可出现低钾血症。这时应摄入含钾高的食物。如合并肾功能减退，出现高钾血症，则注意选择低钾食物。

4. 维生素、无机盐充足　宜补充富含维生素的食物，尤其是B族维生素和维生素C。钙与心肌收缩密切相关，给予适量的钙或摄入含钙丰富的食物在心力衰竭的治疗中有积极的意义。

5. 少食多餐　减少胃胀，食物应易消化。

（周小戈）

第三节　高血压

原发性高血压是一种以体循环动脉收缩压和（或）舒张期血压持续升高为主要特点的全身性疾病。

一、诊断标准和分类

我国目前采用的高血压诊断标准和分类（表11-5），采用世界卫生组织和国际高血压学会给出的高血压诊断标准和分类。

表11-5　血压水平的分类和定义

类别	收缩压（mmHg）	舒张压（mmHg）
正常血压	<120	<80
正常高值	120～139	80～89
高血压	≥140	≥90
1级高血压（轻度）	140～159	90～99
2级高血压（中度）	160～179	100～109
3级高血压（重度）	≥180	≥110
单纯收缩期高血压	≥140	<90

目前90%以上高血压原因不明，称为原发性高血压。如果高血压是由于某些疾病（如肾脏病、原发性醛固酮增多症、嗜铬细胞瘤等）引起的，称为继发性高血压。继发性高血压服药治疗效果差，应当针对病因治疗，去除病因后血压能有效降低甚至恢复正常。本节仅对原发性高血压加以介绍，简称高血压。

二、我国高血压流行现状

伴随着人口老龄化、城镇化进程，生活方式和膳食结构的改变，我国高血压的患病率呈增长趋势。同时注意，现在高血压越来越年轻化，儿童和中青年高血压的患病率呈持续上升趋势。我国高血压患病率和流行存在地区、城乡和民族差异，随年龄增长而升高。北方高于南方，华北和东北属于高发区；沿海高于内地；城市高于农村；高原少数民族地区患病率较高。男、女性高血压总体患病率差别不大，青年期男性略高于女性，中年后女性略高于男性。

高血压是导致其他心、脑血管疾病的主要基础病变之一，我国心脑血管疾病现患人数为2.9亿。每年约有350万人死于心脑血管疾病，占总死亡病因的首位（41%），平均每10秒钟就有一人死于此病。我国现有脑卒中患者至少700万，心肌梗死250万，这些患者超过一半存在不同程度的残疾。在心脑血管病死亡人群中，一半以上与高血压有关。

三、病因和发病机制

高血压是一种由遗传多基因与环境多危险因子交互作用而形成的慢性全身性疾病。但是遗传和环境因素具体通过何种途径升高血压，至今尚无完整统一的认识，原因如下：高血压不是一种均匀同质性疾病，不同个体间病因和发病机制不尽相同；其次，高血压病程较长，进展一般较缓慢，不同阶段始动、维持和加速机制不同。因此，高血压是多因素、多环节、多阶段和个体差异性较大的疾病。

1. 遗传因素　高血压具有明显的家族聚集性。通过高血压患者家系调查发现，父母均患有高血压者，其子女今后患高血压概率高达46%；父母一方患高血压病者，子女患高血压的概率是28%；而双亲血压正常者其子女患高血压的概率仅为3%。约60%的高血压患者有高血压家族史。高血压的遗传可能存在主要基因显性遗传和多基因关联遗传两种方式。

2. 年龄　医学研究发现，中老年人即使不患高血压，其血压值也随年龄增长，从40岁开始，每增加10岁，收缩压就增高10mmHg。因此年龄增长与高血压是密切相关的。

年龄和遗传因素是高血压不可逆的危险因素。

3. 超重和肥胖　大量研究已证实，肥胖或超重是血压升高的重要危险因素，向心性肥胖是高血压危险性的重要指标。体质指数（BMI）与血压水平有着明显的正相关关系，BMI＞24kg/m^{2}者，在4年内发生高血压的风险是BMI＜24kg/m^{2}者的2~3倍，且随着BMI的增加，血压水平也相应增加。肥胖儿童高血压的患病率是正常体重儿童的2~3倍，成人肥胖者中也有较高的高血压患病率，超过理想体重20%者患高血压的危险性是低于理想体重20%者的8倍。60%以上高血压患者存在肥胖或超重，肥胖的高血压患者更易发生心绞痛和猝死。此外，体脂水平也和高血压患病风险相关，体脂量每增加10%，收缩压和舒张压平均上升6mmHg和4mmHg。

减轻体重已成为降血压的重要措施，体重减轻9.2kg可引起收缩压降低6.3mmHg，舒张压降低3.1mmHg。肥胖导致高血压的机制可能归于：肥胖引起高血脂，脂肪组织增加导致心排血量的增加，交感神经活动增加以及胰岛素抵抗增加。

4. 高钠低钾膳食　研究表明钠盐摄入与血压升高成正相关，严格控制钠盐摄入量能有效降低血压。钾能促钠排出，钾的摄入量与血压呈负相关，而我国居民的膳食特点是高钠低钾。我国南方人群食盐摄入量平均8~10g/d，北方人群12~15g/d，均远远超过WHO推荐的5g/d标准。我国人群钾的摄入量只有1.89g/d，远低于WHO推荐的4.7g/d。高盐膳食不仅是高血压发生的主要危险因素，同时也是脑卒中、心脏病和肾脏病发生发展的危险因素。每日食盐的摄入量从9g降到6g，可使脑卒中的发生率下降22%，冠心病发生率降低16%。

5. 钙　膳食中钙摄入不足可使血压升高，膳食中增加钙可引起血压降低。美国全国健康和膳食调查结果显示，每日钙摄入量低于300mg者与摄入量为1 200mg者相比，高血压危险性高2~3倍。一般认为膳食中每天钙的摄入少于600mg就有可能导致血压升高。钙能促进钠从尿中排泄可能是其降血压作用的机制之一。

6. 镁　镁与血压的研究较少。一般认为低镁与血压升高相关。摄入含镁高的膳食可降低血压。镁降低血压的机制可能包括：降低血管的紧张性和收缩性；减少细胞钙的摄取而引起细胞质的钙降低；促进产生具有舒血管作用的物质等。

7. 过量饮酒　高血压的患病率随着饮酒量增加而增加。高血压患者中，有5%~10%是因为过量饮酒造成的。少量饮酒后短时间内血压下降，但随后血压上升。大量饮酒刺激交感神经兴奋，心跳加快，血压升高及血压波动性增大。重度饮酒者脑卒中的死亡率是不常饮酒者的3倍。

8. 精神长期过度紧张　主要机制有：①情绪失调引起大脑皮层兴奋抑制机制失调，交感神经活动增强，血压升高。②神经内分泌功能失调，诱发心率失常。③血小板活性反应性升高。④诱发冠状动脉收缩、粥样斑块破裂而引起急性事件。有心血管病史的患者，心理压力增加会使病情复发或恶化。

9. 吸烟　烟草中含有2 000多种有害物质，会引起交感神经兴奋、氧化应激，损害血管内膜，致血管收缩、血管壁增厚、动脉硬化，不仅使血压增高，还增加冠心病、脑卒中、猝死和外周血管病发生的风险。被动吸烟同样有害。婴幼儿尤其容易受到二手烟的有毒物质的侵害。孕妇主动或被动吸烟，烟草中的有害物质可通过胎盘而损害胎儿的心血管系统，这种损害对下一代是永久性的。

10. 体力活动不足　我国城市居民（尤其是中青年）普遍缺乏体力活动，严重影响心血管健康。适量运动可舒缓交感神经紧张，增加扩血管物质，改善内皮舒张功能，促进糖脂代谢，降低心血管疾病风险。

四、高血压的营养防治

所有高血压患者都应坚持健康的生活方式，主要包括合理膳食、控制体重、戒烟限酒、适量运动、心理平衡。

1. 合理膳食　重点是限制钠盐摄入、限制总热量和饮食均衡。

（1）限制钠盐摄入：高血压的膳食疗法最主要的关键点是减盐，严格限盐可有效降低血压。中国营养学会推荐健康成人每日食盐摄入量不超过6g，高血压患者不超过3g。

膳食中钠钾比值和血压呈正比，通过增加钾的摄入量也可起到降压效果。钾在蔬菜、水果含量较高，因此摄入充足的蔬菜（500g/d）、水果（1~2个/天）可起到降压作用，市场上出售的富钾低盐也可以起到补钾的作用。

避免高盐摄入的措施包括：①使用限量盐勺，每人每餐不超过2g（即一个2g的标准盐勺），每人每天不超过6g。②尽量避免高盐的食物和调味品，如榨菜、咸菜、腌菜、黄酱、辣酱、酱油、腌肉、咸肉、火腿肠、午餐肉、咸蛋、皮蛋、挂面等。利用佐料、食物本身的风味来调味，如葱、姜、蒜、醋、青椒、番茄、洋葱、香菇等。

（2）限制总热量：尤其要控制油脂的总量和种类。蛋白质、脂肪、碳水化合物三大产能营养素，如果摄入超过人体需要量，多余的能量就会转换成脂肪储存起来，久而久之就会造成肥胖。

对于体重超重或肥胖的高血压患者，总热量在标准体重的基础上，按20~25kcal/（kg·d），或在正常能量需求［30kcal/（kg·d）］的基础上每天减300~500kcal。为增加饱腹感，可适量增加粗杂粮和蔬菜供给量。减重膳食也应该是平衡膳食，三大营养素要保持适当比例。

1）减少动物油和胆固醇的摄入：来自动物性食物的饱和脂肪酸和胆固醇是导致血脂异常的确定性危险因素。饱和脂肪酸主要存在于肥肉和动物内脏中。胆固醇主要存在于动物内脏、蟹黄、鱼子、蛋黄、鱿鱼中。

2）减少反式脂肪酸的摄入：反式脂肪酸主要来源为含人造奶油食品，包括西式糕点、巧克力派、咖啡伴侣、速食食品等。不饱和脂肪酸高温或反复加热会形成反式脂肪酸危害健康。

3）适量选用橄榄油：橄榄油含有单不饱和脂肪酸，主要是油酸，对降低血胆固醇、三酰甘油、低密度脂蛋白有益。橄榄油可做凉拌菜也可以炒菜，但是油温控制在150℃以下。

4）限制烹调用油：不论何种烹调油，烹调油的总量限制在25g以内（半两，2.5汤匙），家庭用餐建议用带刻度油壶控制用油量。

5）控制烹调油温：油温越高，不饱和脂肪酸氧化越快，营养成分流失越多。

(3) 营养均衡

1) 适量补充蛋白质：蛋白质摄入不足，影响血管细胞的代谢，血管老化加剧，加速高血压和动脉硬化的发生。富含蛋白质的食物包括：牛奶、鱼类、鸡蛋清、瘦肉、豆制品。成人蛋白质摄入量按 1.0g/（kg·d）计算。

2) 适量增加新鲜蔬菜和水果：①蔬菜、水果含钾高，可促进体内钠的排出。②蔬菜水果能量密度低，避免摄入过多能量。增加水溶性维生素，特别是维生素 C 的摄入。③增加膳食纤维，特别是可溶性膳食纤维的摄入。

高血压患者每天可摄入新鲜蔬菜 400~500g，水果 1~2 个。对伴有糖尿病的高血压患者，可在血糖稳定的前提下选择一些低糖或中等糖度的水果，如苹果、猕猴桃、草莓、梨、橙子等。

3) 增加钙的摄入：低钙膳食易导致血压升高，钙摄入量<500mg/d 的人群，收缩压随年龄增加而上升得最为明显，钙摄入量 500~1 200mg/d 者次之，钙摄入量>1 200mg/d 者最低。我国居民人均钙的摄入量为 390.6mg/d，远低于中国营养学会的推荐量 800mg/d。

补钙最简单、安全、有效的方法是保证奶及奶制品的摄入，即低脂或脱脂奶 250mL/d，对乳糖不耐受的可选用酸奶或去乳糖奶粉；其次大豆及其制品也是钙的良好来源，每天可摄入 50~100g 的豆制品。

4) 丰富的膳食纤维：膳食纤维丰富的食物饱腹感强，有助于控制体重。可溶性膳食纤维有助于降低胆固醇。富含膳食纤维的食物有：燕麦、薯类、粗杂粮、杂豆等。

2. 控制体重　控制体重避免超重肥胖。

在体重控制方面应注意以下几点：

(1) 体质指数（BMI）：BMI = 体重（kg）/身高^2（m^2）是国际上通用的评价人体胖瘦的指标，中国肥胖问题工作组推荐的 BMI 标准是：18.5~23.9kg/m^2 为正常；24~27.9kg/m^2 为超重；>28kg/m^2 为肥胖；<18.5kg/m^2 为消瘦。

(2) 体脂：体脂超标将显著增加高血压的风险。目前主张，男性体脂不超过体质量的 25%，女性体脂不超过体质量的 30%。凡体脂超标即使体质量正常也认为是肥胖，应该减肥。

(3) 腰围、腰臀比：腰臀比反映体脂在人体的分布。脂肪过多的分布在上半身或腹部称为中心性肥胖（即腹型、苹果型、或内脏脂肪型肥胖）。脂肪过多地集中在下半身、臀部或四肢皮下称为周围型肥胖（即梨型肥胖或皮下脂肪型肥胖）。腹部脂肪积聚越多，发生高血压等疾病的风险越高。成年男性腰围>90cm 或腰臀比>0.9，女性腰围>85cm 或腰臀比>0.85 为中心性肥胖。

减肥的方法：适度的低热量膳食加适量运动，达到能量的负平衡，从而达到减重效果。

减肥有益于高血压的治疗，可明显降低患者心血管的风险。每减少 1kg 体重，可降低 4mmHg 的收缩压。对于很多超重/肥胖的中老年高血压患者，即使达不到理想体重，但是只要在原有的基础上有所降低，都能对高血压的控制和临床后果产生益处。减肥膳食应该是低能量的平衡膳食，在平衡膳食的基础上再加上适量的有氧运动，可以使体内脂肪燃烧分解而减肥。

减肥应循序渐进，通常每周减 0.5~1.0kg，在 6 个月至 1 年内减轻原体重的 5%~10% 为宜。不提倡快速减重。减慢进食速度有减少进食量的效果。

3. 戒烟限酒　戒烟可明显降低心血管疾病、癌症等的风险。戒烟不仅是一种生理矫正，更是一种行为心理矫正。烟草依赖是一种慢性成瘾性疾病，自行戒烟率低，复吸率高，必须将烟草依赖作为一种慢性病对待，进行长期评估并反复干预才能取得成效。复吸率高还与社会环境和风气有关。对戒烟成功者要不断进行随访和督促，使他们不重蹈覆辙。教育青少年终身不吸烟是根本大计。

长期过量饮酒是高血压、心血管病发生的危险因素。饮酒还可对抗降压药的作用使血压难以控制；戒酒后，除血压下降外，降压药的疗效也大为改善。

4. **适量运动** 运动中的收缩压随运动增加而升高，中等强度运动时收缩压比安静状态升高30~50mmHg，舒张压有轻微的变化或基本维持稳定。运动可降低安静时的血压，一次10分钟以上，中低强度运动的降压效果可维持10~22小时，长期坚持规律运动，可以增强运动带来的降压效果。安静时血压未能很好控制或超过180/110mmHg的患者暂时禁止中度及以上强度的运动。

5. **运动强度** 中低强度运动较高强度运动在降压方面更有效、更安全。可选用以下方法评价中等强度：①主观感觉：运动中心跳加快、微微出汗、自我感觉有点累。②客观表现：运动中呼吸频率加快、微喘，可以与人交谈，但是不能唱歌。③步行速度：每分钟120步左右。④运动中心率=170-年龄。⑤在休息10分钟后，呼吸频率增加明显缓解，心率也恢复到正常或接近正常，否则考虑运动强度过大。

生活中的体力活动：高血压患者可适当做些家务等活动，使每天的活动总步数接近10 000步。

运动适宜时间：高血压患者清晨血压常处于比较高的水平，清晨也是心血管事件的高发时段，因此最好选下午或傍晚进行锻炼。

高血压患者适宜的运动方式包括有氧运动、力量练习、柔韧性练习和综合功能练习。

（1）有氧运动：是高血压患者最基本的健身方式，常见运动形式有快走、慢跑、骑自行车、秧歌舞、广播体操、有氧健身操、登山、爬楼梯。建议每周3~5次，每次30分钟以上中等强度的运动。注意循序渐进，量力而行，不可操之过急。

（2）力量训练：力量训练可以增加肌肉量、增强肌肉训练，减缓关节疼痛，增加人体平衡能力，防止跌倒。建议高血压患者每周2~3次力量训练，两次间隔48小时以上。可采用多种运动方式和器械设备，针对每一组肌群进行力量练习，每组力量练习以10~15次为宜。生活中的推、拉、拽、举、压等动作都是力量练习方式。力量练习选择中低强度，练习时应保持正常呼吸状态，避免憋气。

（3）柔韧性练习：柔韧性练习可以改善关节活动度，增强人体的协调性和平衡能力，防止摔倒。建议每周进行2~3次柔韧性练习。

（4）综合功能练习：包括太极、瑜伽、太极柔力球、乒乓球、羽毛球等可以改善身体功能。

6. **心理平衡** 预防和缓解心理压力主要方法如下：

（1）避免负性情绪，保持乐观和积极向上的态度。

（2）正视现实生活，正确对待自己和别人，大度为怀。

（3）有困难主动寻求帮助。

（4）处理好家庭和同事的关系。

（5）寻找适合自己的心理调节方式。

（6）增强承受心理压力的抵抗力，培养应对心理压力的能力。

（7）心理咨询是减轻心理压力的科学方法。

（8）避免和干预心理危机（一种严重的病态心理，一旦发生必须及时求医）。

（周小戈）

第十二章 消化系统疾病与营养

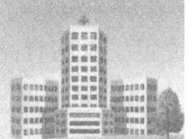

第一节 胃炎

一、概述

胃炎是胃黏膜炎症的统称。这是一种常见病,临床上根据病程长短可分为急性胃炎与慢性胃炎两类。急性胃炎表现为上腹不适、疼痛、厌食和恶心、呕吐,是一种自限性的病理过程,去除致病因素后可以自愈,病程短,一般预后良好。慢性胃炎以消化道出血为主要表现,有呕血和黑便。慢性胃炎通常又可分为浅表性胃炎、萎缩性胃炎和肥厚性胃炎。慢性胃炎病程迁延,大多无明显症状和体征,一般仅见饭后饱胀、泛酸、嗳气、无规律性腹痛等消化不良症状。确诊主要依赖胃镜检查和胃黏膜活组织检查。本病常见于成人,有许多病因,如饮食不当、病毒和细菌感染、药物刺激等均可能引发本病。治疗胃炎最好的方法是自我保健,只要能坚持治疗,按时服药,尤其注意养成生活规律、饮食有节的良好习惯,做好调护,不仅可以减轻病痛,还有可能使本病完全治愈。

二、急性胃炎

急性胃炎是胃黏膜受刺激所产生的炎症反应,病理表现为胃黏膜糜烂和出血,常同时伴有黏膜水肿、脆性增加,病变可局限于胃窦、胃体或弥漫分布于全胃。常见病因如化学性刺激、物理性刺激、进食被细菌或其毒素污染的食物等。

(一)急性胃炎与营养的关系

1. **矿物质和水** 急性胃炎患者因为腹痛、恶心、呕吐、腹泻等,使机体摄入水和食物减少,而排泄增加,从而导致机体水与电解质代谢紊乱。临床上可见低钾、低钠、低氯、甚至脱水,严重者可出现休克。

2. **维生素** 由于患者进食少,尤其是蔬菜和水果的摄入不足,加之消化吸收能力差,很容易发生水溶性维生素缺乏。

3. **能量代谢** 因进食可引起或加重胃部不适,为减轻胃肠负担,每日的进食量少,病情重者甚至需要禁食,使患者每日的能量代谢呈现负平衡状态,直接影响到患者的体力和营养状态。

(二)急性胃炎的营养治疗

饮食治疗原则:严格限制食物,以保护胃脏,供给较多量的营养素,增强机体抵抗力。

1. **食用流食** 应去除病因,卧床休息,药物治疗。禁食一切对胃有刺激的饮食或药物,给予流食,大量呕吐及腹痛剧烈者应暂禁食。

2. **大量饮水** 因呕吐腹泻导致失水量较多，宜饮糖盐水，补充水和钠，并加速毒素排出体外；若有失水、酸中毒应静脉注射葡萄糖盐水及碳酸氢钠溶液。

3. **忌食粗糙和刺激性食物** 忌食过硬、过辣、过咸、过热、过分粗糙和刺激性强的食物。如油炸食品、腌腊食品、辣椒、大蒜等。

4. **避免高脂肪食物** 高脂肪食物、酒、糖类、巧克力会使括约肌放松，造成回流，应避免这些食物。

5. **调整饮食行为** 细嚼慢咽可使食物充分与唾液混合，有助于食物的消化；用餐时避免有压力；有规律地定时定量进食，以维持正常消化活动的节律。少食多餐，每日进餐6~7次，每次量不可多，尽量减轻胃脏的负担。不可饥一顿饱一顿或不吃早餐，尤其应避免暴饮暴食。为减少对胃脏的刺激，应尽可能多采用蒸、煮、烩、氽、炖等烹调方法。

6. **食物选择** 急性发作最好用清流质，如米汤、藕粉、去核去皮红枣汤、薄面汤等；以咸食为主，症状缓解后，渐增加牛奶、蒸蛋羹等。然后再用少渣清淡半流质，继之用少渣软饭。如果伴有肠炎、腹泻、腹胀，应尽量少用产气及含脂肪多的食物，如牛奶、豆奶、蔗糖等。病情好转后可给予少渣半流质，继而用软饭。伴肠炎腹泻应减少脂肪，少用或不用易产气食品，如牛奶、豆浆、蔗糖等食物。少量多餐，每天5~7餐，每餐宜少于300mL。

三、慢性胃炎

慢性胃炎是一种常见病，发病率较高，系为胃黏膜的非特异性慢性炎症。慢性胃炎的发生多因多种机械性、化学性、生物性因素破坏了胃黏膜屏障，最终的形成是胃酸/胃蛋白酶对黏膜自身消化所致。慢性胃炎一般无黏膜糜烂，其病理特点为以淋巴细胞和浆细胞的黏膜浸润为主，从浅表逐渐向深扩展至腺层，继之腺体有破坏和减少（萎缩）的过程。致病因素包括：急性胃炎反复发作、迁延不愈，以及幽门螺杆菌（Hp）感染、胆汁反流、服用非甾体药物、存在嗜酒吸烟等不良生活习惯、遗传因素、自身免疫因素等。

慢性胃炎病程较长，大多数患者无明显症状，胃镜及活组织检查是确诊的主要方法。从内镜和组织学分为全胃炎、胃窦炎、胃体炎，其中胃窦炎最为常见。慢性胃窦炎多以消化不良症状为主，如餐后饱胀、嗳气、泛酸、食欲减退、恶心、呕吐、无规律性上腹隐痛等。慢性胃体炎多以全身症状为主，可有明显厌食症状，消瘦，有贫血征，出现恶性贫血时可有舌萎缩和周围神经病变。慢性胃炎为胃黏膜非特异性炎症，分为浅表性、萎缩性与肥厚性三种。浅表性胃炎表现为炎症细胞浸润局限于胃黏膜和黏膜固有层的表层，腺体完整；萎缩性胃炎则炎症细胞向深层发展，累及腺体层，进一步发生腺体破坏、萎缩、消失，黏膜变薄，腺体萎缩失去分泌黏液的能力。慢性萎缩性胃炎由于分泌胃酸少或缺乏，有利于细菌和霉菌的生长，故多为上腹部不适、腹胀、食欲减退、消化不良等，并出现贫血与消瘦等临床症状及体征。萎缩性胃炎进一步发展，很可能演变成胃癌。

（一）慢性胃炎与营养的关系

1. **矿物质** 由于大多数慢性胃炎患者的消化能力差，加之因病情的关系长期食物摄入不足，容易导致电解质代谢的紊乱。

2. **维生素** 因摄入量不足，人体对维生素的需要量无法保证，以致出现多种维生素的缺乏，而B

族维生素的缺乏又可加重胃黏膜的变性。在慢性萎缩性胃炎患者，由于胃酸缺乏，使维生素 B_{12} 吸收不良，可导致恶性贫血。

3. 能量和蛋白质　因进食可引起或加重胃部不适，患者对蛋白质、脂肪和碳水化合物三大产能营养素的摄入不足，导致能量和蛋白质的负平衡。

（二）慢性胃炎的营养治疗

饮食治疗目的是通过调整膳食的成分、质地及餐次，减少或限制对胃黏膜有强烈刺激的饮食，并利用饮食以减少或增强胃酸分泌，促进胃黏膜的修复，来调整胃的各项功能，以有利于慢性胃炎的逐渐痊愈。其饮食治疗原则如下。

1. 去除病因，彻底治疗急性胃炎，戒烟酒，避免对胃黏膜有损害作用的食物及药物。合并 Hp 感染的慢性胃炎应给予抗菌治疗。

2. 能量供给可同正常人或略高。适当控制动物性油脂，碳水化合物供给量可同正常人，但宜选用少产气、少纤维的精制米面。

3. 增加少纤维的水果、蔬菜的供给，以满足机体对维生素和矿物质的需要。若出现明显贫血征，可直接补充维生素 C、维生素 B_{12} 及铁剂。

4. 宜供给含蛋白质及多种维生素的食物　如动物肝、鸡蛋、瘦肉及新鲜嫩叶蔬菜，以防止贫血和营养不良的发生。保证蛋白质的供给，适量增加优质蛋白的比例，利于损伤组织的修复。对伴有缺铁性或恶性贫血的患者，饮食中应增加猪肝、蛋黄、动物全血等富含血红素铁的食品，并补充足量的蔬菜、水果，以供给维生素 C，促进铁吸收。

5. 减少膳食纤维的供给，以减轻对胃黏膜的机械刺激。

6. 注意酸碱平衡　胃酸过多者，应禁食浓肉汤、浓鸡汤、成酸性食物及大量蛋白质等，避免胃酸的分泌增加。宜进食牛奶、豆浆、肉泥、菜泥、面条、馄饨、面包等食物；胃酸分泌不足如萎缩性胃炎者，可给浓肉汤、浓鱼汤及适量的糖醋食物，以刺激胃酸的分泌增加，帮助消化，增进食欲。

7. 养成良好饮食习惯　避免刺激性食物，少用辣椒等刺激性调味品；进食易消化半流质或少渣软饭，选择易消化的食物，食物要加工得细、碎、软、烂，烹调方法多采用蒸、煮、炖、烩等；避免生冷酸辣和硬质食品，忌吃油炸食品及未发酵的面食，如烙饼等；定时定量，少量多餐，细嚼慢咽，避免暴饮暴食，且应避免进食易引起腹胀的食物，如芋头、土豆、藕、地瓜等高淀粉类的食物。病情一般，可采用少渣半流食，与急性胃炎少渣半流饮食一样，一日五餐。进入恢复期时，可食用少渣软饭，饮食内容与进餐次数都与急性胃炎少渣软饭相同，以一日四餐为宜。

8. 食物选择

（1）发作期

1）流食：新鲜果汁、藕粉、米汤、鸡蛋汤。

2）半流食：大米粥、蛋花粥、鸡蓉粥、瘦肉粥、皮蛋瘦肉粥、蒸蛋粥、挂面、面片、馄饨、面包、饼干。

（2）间歇期

1）选用肉纤维短、柔软的鱼、禽、肉类，如鱼、虾、鸡肉、嫩牛肉、瘦猪肉等。当胃酸分泌过少或缺乏的患者，应给予上述富含氮浸出物的鱼汤、鸡汤、肉汤及蘑菇汤等原汁浓汤，以增强胃液分泌提高胃酸浓度和食欲。伴有高酸慢性浅表性胃炎患者，则与之相反，应避免食用富含氮浸出物的原汁浓汤,而采用煮过的鱼、虾、鸡肉、瘦肉类等,再用来烹饪菜肴,如蒸鱼块、烩鱼片、溜鸡脯丸子、肉末羹等,以减少对胃刺激,减少胃酸分泌。

2)可选用鲜牛奶、奶油。鲜牛奶有较强的中和胃酸的作用,因此适合于胃酸分泌过多的慢性浅表性胃炎患者。对于胃酸过少或缺乏的萎缩性胃炎患者不适用,但可以用酸牛奶来提高消化率。

3)应多用新鲜的,不含粗纤维的蔬菜和水果。如嫩黄瓜、西红柿(去皮籽)、去皮嫩茄子、冬瓜、嫩白菜、菠菜叶、土豆、胡萝卜等,烹制时应切细丝、小丁、薄片、煮熟,有的制成泥,如土豆泥等,以易于消化。水果要成熟的,如香蕉、苹果、梨等,食用时去皮籽,要嚼碎与唾液充分混合以助消化,并增加维生素,尤其是维生素C的摄入。

4)主食可采用细面条、面片、馒头、花卷、发糕、包子、馄饨、面包、软的大米饭等。切忌吃油炸食品,如油条、炸糕等,以及不发酵的面食,如家常烙饼、馅饼、水饺等。还有粗粮粗做与难消化的食品,如玉米饼、糯米饭、年糕等,因这些食品进食后在胃内停留时间长,加重胃肠负担,要禁用。

5)饮用酸奶:当口服抗生素进行治疗时,应同时饮用酸奶,既补充了营养,又避免了抗生素对人体产生的副作用。因为酸奶中含有大量的活性乳酸菌,可以使由于抗生素药物引起的肠道菌群失调现象重新获得平衡,同时也保护了胃黏膜。

(3)禁食或忌食

1)发作期病情未稳定时应禁用牛乳、豆浆,并减少蔗糖的摄入。

2)禁食含膳食纤维多的蔬菜、水果,如韭菜、芹菜、葱头和未成熟的水果。

3)忌食油煎、油炸食物与腌、熏、腊、酱的食物。

4)忌食糯米饭、年糕、玉米饼等食物。

5)避免食用生冷、酸辣、粗糙的食物。

6)禁用各种酒、含乙醇的饮料、碳酸饮料及刺激性调味品如辣椒、咖喱、胡椒、葱、蒜、芥末等,很浓的茶水、咖啡等均应避免。

(周小戈)

第二节 腹泻与便秘

一、腹泻

腹泻是一种常见的临床症状,是指排便次数明显超过平日习惯的频率,粪质稀薄,水分增加,每日排便量超过200g,或含未消化食物或脓血、黏液。腹泻常伴有排便急迫感、肛门不适、失禁等症状。

根据病程可将腹泻分为急、慢性两种,急性腹泻发病急剧,病程在2~3周之内,多为细菌或病毒感染,饮食不当,食物中毒,食物过敏等引起。慢性腹泻指病程在4周以上或间歇期在2~4周内的复发性腹泻,其病因复杂,机制不一,如慢性炎症性肠病(溃疡性结肠炎和克罗恩病)、肠结核、肠道肿瘤及小肠吸收不良等均可引起慢性腹泻。

(一)病因及发病机理

腹泻的发病基础是胃肠道分泌、消化、吸收和运动功能障碍,胃肠液分泌量增加,食物在肠腔内不能完全分解,吸收量减少,肠蠕动加速,最终导致粪便性状稀薄、排便次数增多。

根据不同的病因和发病机制可将腹泻分为四大类。

1. 肠道感染　细菌及其毒素、病毒、寄生虫是引起肠道黏膜损伤、功能改变的常见原因。
2. 消化不良　胃酸过少或缺乏，胃大部切除术、小肠切除术，或中枢神经系统功能紊乱都可引起胃肠功能失调，导致食物消化吸收不良。

（1）发酵性消化不良：摄入过多产气性食物时，肠腔内嗜酸性细菌增多，将碳水化合物发酵，肠道负担过重，进而发生腹泻。

（2）腐败性消化不良：摄取含蛋白质丰富的食物过多，尤其是动物性食品中结缔组织的消化，使肠内腐败作用增强，以致未被充分消化吸收的食物随大便排出。

（3）脂肪性消化不良：胰液和胆汁分泌障碍或其进入小肠受阻，使摄入的脂肪不能得以消化吸收，食物通过肠道过快，发生腹泻。

3. 肠道吸收缺陷或食物过敏性反应　各种疾病或手术引起的吸收不良综合征、肠道乳糖酶缺乏等可导致消化、吸收障碍，未消化或部分消化的食物一直留在肠腔内，使肠腔内渗透压增加，导致高渗性腹泻。

4. 其他因素　肿瘤组织侵润肠黏膜引起炎症、糜烂、溃疡时，患者可发生腹泻。部分抗生素、降压药、驱虫药等药物，通过直接刺激肠壁，或兴奋肠运动神经，加快肠蠕动，或引起二重感染和炎症，最终都会导致腹泻。各种原因引起的自主神经功能紊乱，可使肠蠕动加速，引起过敏性结肠炎，而导致腹泻。

（二）饮食治疗原则

预防并纠正水及电解质平衡失调；供给充足营养，改善营养状况。避免机械性及化学性刺激，使肠管得到适当休息，有利于病情早日恢复。

1. 急性腹泻的饮食治疗

（1）急性期：排便次数多，常伴呕吐、严重者伴脱水和电解质紊乱。此时可暂时禁食，使胃肠道完全休息，静脉输液以补充水分和电解质。待呕吐停止后开始进清流食。以少量浓米汤、淡茶、藕粉、杏仁茶为宜（暂不用牛奶、豆浆），少量多餐，每日6~7餐，每次200mL。

（2）缓解期：大便次数减少，给予全流食。如蒸蛋羹、去脂牛奶、酸奶、豆腐脑、浓米汤甩蛋花等。继而过渡到少渣半流食。可用芙蓉粥、鱼羹、胡萝卜泥、土豆（马铃薯）泥、细挂面、大米粥等。少食糖类和高脂肪以及强烈的调味品。暂不用牛奶，以免引起胀气。

（3）恢复期：给予低纤维、少油的软饭，尽量减少对肠道的刺激，禁食高纤维素、产气多的蔬菜，水果和粗粮，如生葱、蒜、芹菜、韭菜、豆芽等。可食少量含纤维素少的冬瓜、胡萝卜、去皮西红柿、碎嫩菜叶、南豆腐等。可加些菜汁、果汁，以补充维生素及无机盐。少用糖类、脂肪及刺激性强的调味品如生葱、生蒜。禁食油炸食品和过多烹调油。不要吃得过饱，食物温度不宜过冷，因为大量进食和冷食都易引起肠蠕动增强。

（4）腹泻症状轻、无呕吐者不需输液，开始即可进清流食，继而进清淡少渣半流食，而后再进展到半流食。腹泻停止即可进普通饭。

（5）食物禁忌：禁酒，忌食肥肉、坚硬及含粗纤维较多的蔬菜、生冷瓜果，油脂多的点心及冷饮，以及刺激性调味品。

2. 慢性腹泻的饮食治疗　尽管慢性腹泻病程较长，营养损失较多，身体消耗较大，机体需要营养丰富的食物，但还要考虑到胃肠道因疾病而致消化吸收能力下降的实际情况，所以补充营养不能操之过急,以免使病情反而恶化。对慢性腹泻患者根据其病情及个体情况而采取相应的饮食治疗方案是非常重要的。总原则是高蛋白高能量少渣低脂饮食。

(1) 高蛋白和高热能:每天热能为 2 000~3 000kcal,蛋白质每天供给 100g。其目的是补充人体因长期腹泻所消耗的能量,改善贫血和营养不良状态并恢复体重。根据病情供给高能量,高蛋白质,少渣,低脂半流食或软饭。选用易消化的谷类食物,如粥类、挂面、面片、面包类以及发酵的面食类。多选用低脂易消化的高蛋白质食品,如鸡蛋、鱼、鸡肉、瘦肉、低脂牛奶以及豆腐等。但如发现蛋白质消化不良现象,则需注意限制蛋白质的摄取量。利用加餐增加全日能量。

(2) 低脂肪:慢性腹泻均影响脂肪吸收,应给予低脂饮食。许多肠道疾病均影响脂肪的吸收,尤其是小肠吸收不良患者,过多脂肪不易消化,且脂肪酸可刺激肠蠕动。每日脂肪供给量为 40g 左右,选择脂肪含量低的动物性蛋白食品,烹调时少用油,多用蒸、煮、氽、炖、烩等方法。有条件时可采用部分中链脂肪代替常用的长链脂肪。

(3) 食物应少渣、无刺激性:膳食纤维应根据病情予以不同程度的限制。低纤维是为了避免过多纤维素刺激肠蠕动。一般禁用含纤维高的蔬菜、水果和粗粮。可选用蔬菜的嫩叶或含纤维较少的瓜类,如冬瓜、茄子、西红柿、胡萝卜等。长期限制蔬菜、水果者应补充维生素制剂。

(4) 供给富含维生素和矿物质的食物:慢性腹泻患者常伴随营养不良,尤其是维生素营养不良,其中以维生素 B_{12}、叶酸及烟酸的缺乏最为常见。其他脂溶性维生素也可能因长期腹泻使脂肪的吸收不良,影响脂溶性维生素的吸收而造成缺乏,如维生素 A 缺乏。必要时,应适当地补充水溶性和脂溶性维生素制剂。患者体内的矿物质也可能因长期腹泻,造成缺乏,如钾、铁、钙等,也应适当地补充。

(5) 及时补水:每天供给水分 2 000~3 000mL,防止脱水,必要时可考虑静脉补充。

(6) 少量多餐:一日 6~7 餐,必要时静脉补充一部分营养。不能口服时,采用鼻胃管饲要素膳,管饲不足可同时辅助静脉营养。

(7) 禁用坚硬食物和刺激性食物:如火腿、香肠、腌肉、辣椒、酒、芥末、咖喱等。

二、便秘

便秘是临床常见的复杂症状,而不是一种疾病,主要是指排便次数减少、粪便量减少、粪便干结、排便费力等。必须结合粪便的性状、本人平时排便习惯和排便有无困难做出有无便秘的判断。如超过 6 个月即为慢性便秘。便秘主诉常随年龄增长而增加。

(一) 病因与发病机制

正常排便需要 3 个条件:①饮食量及所含的纤维适当,水的入量要够。②胃肠道无梗阻,消化、吸收、蠕动正常。③有正常的排便反射,腹肌及膈肌有足够的力量协助排便动作。当上述条件不能具备时,便会发生便秘。

1. 胃肠道动力障碍　食物过于精细,食物中的纤维素和水分不足,对肠道不能形成一定量的刺激,肠蠕动缓慢。年老体弱、久病卧床、产后等,可因膈肌、腹肌、肛门括约肌收缩力减弱,腹压降低而使排便动力不足。长期服用泻药或长时间工作过度紧张,忽视便意,都可能使直肠壁上的神经细胞对粪便进入直肠后产生的压力感受反应变迟钝,使粪便在直肠内停留时间延长而不引起排便感觉,形成习惯性便秘。

2. 胃肠道梗阻　肠管内发生狭窄或肠管外受到压迫时,如肠管肿瘤、慢性炎症所引起的肠腔狭窄、手术后并发的肠粘连，或腹腔内巨大肿瘤，如卵巢囊肿等，可使肠内容物滞留而不能正常通过，形成便秘。

3. 结肠病变如痔疮、肛裂等、大肠憩室炎、先天性巨结肠等疾病可引起结肠痉挛、运动失常，使粪便通过不畅而发生便秘。

4. 内分泌或代谢性疾病如糖尿病、甲状腺功能低下、甲状旁腺疾病等；神经系统疾病如淀粉样变、多发性硬化症；以及药物性因素如应用铁剂、阿片类药、抗抑郁药、抗帕金森病药、钙通道拮抗剂、利尿剂以及抗组胺药等都可引起便秘。

（二）临床表现

便秘常表现为：便意少，便次也少；排便艰难、费力；排便不畅；大便干结、硬便，排便不净感；便秘伴有腹痛或腹部不适。部分患者还伴有失眠、烦躁、多梦、抑郁、焦虑等精神心理障碍。

（三）营养治疗原则

1. 改变不良膳食结构和饮食习惯　食物不可做得过于精细，采用高纤维素膳食（每日可供给纤维素40g），多选用富含纤维素的蔬菜、水果、粗粮。膳食纤维在肠道中吸收水分，增加粪便的体积和重量，刺激肠蠕动，协助粪便的推进与排出。增加维生素B_1的摄入，如麦麸、粗粮、蔬菜、豆类及其制品；因维生素B_1缺乏可影响神经传导，减缓胃肠蠕动，不利于食物的消化、吸收和排泄。多食易产气食物，促进肠蠕动加快，有利于排便，如洋葱、萝卜、蒜苗等。供给润肠通便食物，如洋粉及其制品、银耳羹等。

2. 增加饮水量　肠道中只有存在充足的水分时，膳食纤维才能吸收水分而膨胀，才能软化大便，增加粪便体积和重量，刺激肠蠕动。每日清晨空腹时可喝一杯温凉的淡盐开水。

3. 增加脂肪摄入　植物油能直接润肠，且分解产物脂肪酸有刺激肠蠕动作用，每天脂肪总量可达100g。

4. 每日要坚持进行一定量的体力活动和锻炼　如每日步行半小时，步行上下楼梯等，以增强全身肌肉功能，同时增加肠肌的弹性，可促进肠蠕动。

5. 不可忽视便意，养成每日定时排便的习惯　不要长期使用泻药，以免对泻药产生依赖性，因泻药影响肠道对食物的消化吸收，使肠肌松弛变形，可促使便秘的形成。

6. 年老体虚便秘者　可应用蜂蜜、香蕉、芝麻、核桃，或每日饮1~2杯酸奶均可增加消化功能，起到通便作用。

7. 禁忌烟酒、浓茶、咖啡、辣椒、咖喱等刺激性食品。

（周小戈）

第三节　脂肪肝

脂肪肝系一种多病因引起肝细胞内脂质蓄积过多的病理状态。蓄积在肝内的脂类主要是三酰甘油，其余为磷脂、糖脂或固醇酯。一般狭义所称的脂肪肝指TG蓄积所致，若因磷脂或胆固醇蓄积所致，称为磷脂性或胆固醇性脂肪肝。当脂肪变性累及1/3以上的肝细胞，或肝内蓄积脂肪含量超过肝湿重的5%~10%，即形成脂肪肝。目前，B超（实时超声显像）作为无创伤技术普遍用于临床诊断脂肪肝，但是，肝活检是诊断脂肪肝的金标准，另外，CT检查也较B超有更大的诊断价值。

脂肪肝早期仅见肝细胞脂肪变性，又称单纯性脂肪肝；在脂肪变性的基础上伴肝细胞变性坏死和炎症细胞浸润，称为脂肪性肝炎；当中央静脉周围或肝细胞周围出现纤维化，则发展为脂肪性肝纤维化；如任其发展，可发生肝小叶结构改建、假小叶及再生结节形成，则称之为脂肪性肝硬化。

由于生活水平的提高和饮食结构的变化，脂肪肝的患病率在我国明显上升。脂肪肝已成为仅次于病毒性肝炎的第二大肝病，据不完全统计，脂肪肝的患病率在15%左右。

一、脂肪肝与营养的关系

脂肪肝的发生发展过程中，机体的免疫状态、营养因素、遗传背景、生活方式以及化学性、内分泌代谢性等均起相当重要的作用。其中脂肪肝与营养的关系相当密切。过度节食、长时间饥饿、神经性厌食、肠道病变引起营养素吸收不良、能量供应不足、蛋白质供应低下都会导致脂肪动员增加。与此同时，磷脂的合成也受到影响，致使脂蛋白生成不足。大量游离脂肪释放到血液中，进入肝脏，超过脂蛋白转运能力而沉积于肝内，造成肝内脂肪蓄积，引起营养不良性脂肪肝，此类脂肪肝多见于儿童。蛋白质缺乏引起的脂肪肝多见于营养不良和慢性消耗性疾病患者。

偏食荤菜、甜食，摄入过多的脂肪和碳水化合物，在引起高血脂的同时，还使肝内脂肪代谢紊乱，造成肝内脂肪蓄积，引起营养过剩性脂肪肝。进食精加工的谷类、含糖饮料和各种甜食过多时，糖在肝脏转化为脂肪酸，再酯化为三酰甘油沉积于肝内。膳食纤维过少也易引起脂肪肝。

肥胖者血液中含有大量的游离脂肪酸，并进入肝脏，超过了肝脏的运输代谢能力，造成肝脏脂肪的堆积，引起肥胖性脂肪肝。有80%的重度肥胖儿童患脂肪肝。近年来发现，享受免费餐和免费自助餐的公司员工脂肪肝的患病率高。一些中青年由于超重和肥胖而患脂肪肝。脂肪在腹部，特别是在内脏蓄积更易引起脂肪肝。因而，腹部皮下脂肪可作为预测脂肪肝的较好指标。据调查，肥胖者中有至少一半的人患有脂肪肝，在25~30岁的青年女性中，产后患脂肪肝的人很多，原因是产后"大补"，引起体内脂肪的堆积。中老年人生理机能减退，内脏功能退化，代谢功能下降，若活动减少，缺乏锻炼，过剩的脂肪易于堆积肝脏而形成脂肪肝。总之，肥胖症现已成为发达国家和地区脂肪肝的重要病因，肥胖程度与脂肪肝及脂肪性肝炎的发生发展明显相关。

乙醇对肝细胞有较强的直接毒害作用，可使转运到肝脏的脂肪增加，肝内脂肪的分解代谢降低，运出减少，脂肪堆积于肝脏，引起"酒精性"脂肪肝。

部分肝炎后脂肪肝与肝炎治疗过程中患者不适当增加营养，如进食高糖、高能量饮食，和过分限制活动，导致短期内体重明显增加有关，或持续长时间静滴高渗糖等也可能引起脂肪肝。

二、营养防治

（一）预防

脂肪肝是可以预防的，为了预防脂肪肝的发生，饮食预防措施如下：

1. 调整饮食结构，保持营养均衡。
2. 主食不要过于精细，注意粗细粮搭配。
3. 每日进食一定量的蔬菜和水果，经常食用豆制品。
4. 动物性食品以鱼类、禽类、兔肉为主，适量食用牛、羊肉，少吃猪肉，尤其是肥肉、猪大肠。
5. 建立合理的膳食制度，均衡地安排三餐的饮食，少吃零食。

6. 饮饱适当，切忌暴饮暴食，不偏食、挑食。

7. 饮酒要适量，不要酗酒。

（二）治疗

单纯性脂肪肝如能早期发现，病情可以逆转。脂肪肝的治疗以针对病因治疗为主，去除病因和诱发因素，积极控制原发病；注意调整膳食结构、纠正营养失衡；坚持适度运动以减轻体重；并辅以心理及行为修正治疗。并发肝功能损害的可选择适当的保肝、降酶、去脂药物，以促进肝内脂肪和炎症的消退。

营养治疗的目的是消除或减轻肝脏脂肪沉积，阻止脂肪肝发展和恶化；改善肝功能，保证机体营养需要，防止并发症。治疗原则包括：

1. 纠正营养不良　对营养不良性脂肪肝患者应给予高蛋白饮食。高蛋白可保护肝细胞，并能促进肝细胞的修复与再生，有利于脂蛋白的合成和清除肝内蓄积的脂肪。蛋白质以1.2～1.5g/kg计算，每天供给90～120g。优质蛋白质应占适当比例，多选用豆制品、瘦肉、鱼、虾、去脂牛奶或酸奶等。

2. 控制能量的摄入　对从事轻体力活动、体重在正常范围的脂肪肝患者，能量以126～147kJ（30～35kcal）/（kg·d）计算。肥胖或超重者以84～105kJ（20～25kcal）/（kg·d）计算，使体重降至正常范围内。为避免出现饥饿感，引起全身衰弱和低血糖反应，能量的摄入应逐步减少。晚饭应少吃，睡前忌加餐。

3. 限制脂肪和碳水化合物的摄入　脂肪和碳水化合物分别以0.5～0.8g/（kg·d）和2～4g/（kg·d）计算。宜选用植物油或含不饱和脂肪酸多的食物，如鱼类；少吃或不吃煎炸食品；全天植物油的用量不超过20g，脂肪不超过40g；限制胆固醇含量高的食品，胆固醇的摄入量每天不超过300mg。碳水化合物主要由粮谷供给，忌食糖、含糖果汁和饮料、蜂蜜、蜜饯等各种甜食以及高能量食物。

4. 供给充足的维生素、矿物质及膳食纤维　尤其应注意供给富含叶酸、胆碱、维生素B_6、维生素B_{12}、维生素C、钾、锌、镁的食物。饮食不宜过分精细，主食应粗细搭配，多吃杂粮，保证新鲜蔬菜尤其是绿叶蔬菜的供应，每天食用新鲜蔬菜500g。

5. 限制食盐，适量饮水　限制食盐，每天食盐的用量以6g为宜。适量饮水可促进机体的代谢及代谢废物的排泄。

6. 增加富含蛋氨酸食物的摄入　小米、莜麦面、芝麻、油菜、菠菜、菜花、甜菜头、海米、干贝、淡菜等食品富含蛋氨酸。

7. 饮食宜清淡，忌辛辣和刺激性食物　忌姜、辣椒、胡椒、芥末、咖喱，少用肉汤、鸡汤、鱼汤等含氮浸出物高的食物，绝对禁酒。

8. 选用降脂食物　牛奶、兔肉、萝卜、大蒜、洋葱、芹菜、黄瓜、蘑菇、海带、黑木耳、苹果、红枣、山楂、大豆制品、燕麦、麦麸、花生、魔芋、玉米以及茶叶均有降脂作用。

（周小戈）

第十三章 泌尿系统疾病与营养

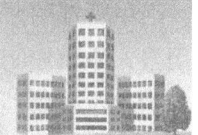

第一节 肾小球肾炎

肾小球肾炎是指具有少尿、血尿、蛋白尿、水肿,常伴有高血压、肾功能损害等临床表现的肾小球疾病。临床上可分为:急性、急进性、慢性及隐匿性肾小球肾炎。

一、急性肾小球肾炎的营养治疗

急性肾小球肾炎(acute glomerulonephritis,AGN)简称急性肾炎,是机体对某些致病因素(常见为溶血性链球菌)产生变态反应后,形成抗原抗体复合物,沉积在肾小球引起的以两侧肾脏弥漫性肾小球损害为主的疾病。任何年龄均可发病,但以学龄儿童为多见,青年次之,中年及老年少见,一般以男性发病率较高,男女之比约为2:1。

(一) 病理特点及临床表现

急性肾小球肾炎的肾脏肿大,色灰白而光滑,故又称"大白肾"。其病理改变主要为弥漫性毛细血管内皮增生及系膜增值性改变,肾小球系膜、毛细血管及囊腔均有明显的中性粒细胞及单核细胞浸润,增值的细胞及渗出物可引起肾小球毛细血管腔狭窄,滤过膜的通透性和面积都受到损害,致使肾小球滤过率急剧下降,而远端肾小管对钠及水的重吸收相对正常,引起钠、水潴留。

临床表现为少尿、血尿、蛋白尿、高血压及循环淤血。长时间蛋白尿、血尿会造成患者营养不良、低蛋白血症、贫血,血浆渗透压下降而导致水肿。①潜伏期,病前2~3周常有上呼吸道炎等链球菌感染史,平均为10天,少数患者可短于1周。②全身症状,起病时症状轻重不一,80%~90%的患者有水肿、食欲减退、疲乏无力、恶心呕吐、头痛、精神差、心悸气促,甚至发生抽搐;部分患者先驱感染没有控制,则可发热,体温在38℃左右。③尿异常,尿频、尿急;绝大多数患者有血尿,可出现短期肌酐、尿素氮增高;约95%病例有蛋白尿,持续性蛋白尿是转变为慢性趋向的表现。④高血压,见于70%~90%的患者,出现中等程度高血压,高血压与水肿持续时间不完全一致,多在2周左右恢复正常。

个别患者病变严重有毛细血管袢坏死及新月体出现呈急进性肾炎,又称快速进行性肾小球肾炎。因为病情发展迅速,如果不及时采取措施,常于短期内死于尿毒症,又称为恶性肾小球肾炎。

(二) 营养治疗原则

营养治疗的目的首先在于减轻肾脏负担,降低因内源性蛋白质分解而引起的血清氮水平,消除水钠潴留引起的水肿,使升高的血压下降,纠正电解质紊乱,维持机体的营养需要。

1. **低蛋白饮食** 原则上应根据患者蛋白尿的程度及肾功能状况来确定，此外也要兼顾患者的水肿、高血压等情况综合考虑。应选用鸡蛋、牛奶、鱼及瘦肉等含必需氨基酸丰富、生物利用度高的优质蛋白质食物。轻症患者膳食中蛋白质供给只需要适当限制，按每公斤体重 0.8g/d，一般为 40～50g/d；中、重症病例，出现明显水肿，血压升高，尿素氮超过 21.42mmol/L 时，蛋白质供给按每公斤体重 0.5g/d 计，控制在 20～40g/d，以减轻肾脏负担。当氮质血症好转，尿量增多时，无论有无蛋白尿，蛋白质的供给量应逐步增加至每公斤体重 0.8g/d，以利肾功能的恢复。病情稳定 2～3 个月后，可恢复蛋白质的正常摄入量。

2. **三大产热营养素占热能比例合理** 按每日 25～35kcal/kg（0.10～0.15MJ）计，全天总热能应在 1 500～2 000kcal（6.17～8.37MJ）。热量中糖类的摄入量要充足，可供给 300～400g/d，占总热能的 65% 左右，以保证蛋白质在有限数量内充分用于组织的修复，可选择甜点心以及富含淀粉的粉皮、凉粉及含糖类高的蔬菜等；脂肪可占总热能的 25% 左右，但要以植物油为主，少吃含动物油脂多及油炸的食品。

3. **供给充足的维生素和微量元素** 维生素 A 族、维生素 B 族、维生素 C、叶酸、铁等，均有利于肾功能恢复及预防贫血的发生，选择适合患者的新鲜蔬菜与水果，保证维生素 C 摄入量在 300mg/d 以上；恢复期可多供给红枣、桂圆、山药、银耳、莲子等含维生素和微量元素丰富的食物。

4. **低盐、无盐或低钠膳食** 根据病情特别是水肿症状的轻重适当限制钠盐和水分的摄入，可采取低盐、无盐或低钠饮食。低盐膳食：避免食用含钠高的食品，烹调用食盐量 2～3g/d（含钠 400mg/g）或相当于酱油 10～15mL；无盐膳食：每日主副食中含钠量 <700mg，烹调时不添加食盐及酱油；少钠膳食：禁食含钠量高的蔬菜，如小白菜、菠菜、油菜、白萝卜等，每日主副食含钠量应 <500mg，烹调时不添加食盐及酱油。每日进液体量等于前一日尿量加 500mL。

5. **限制钾离子摄入量** 少尿或无尿时，水分限制在 500mL/d 以下，钾离子的摄入量应严格控制，避免食用含钾离子高的食物，如贝类、海带、紫菜、香菇、鲜蘑菇、黑枣、豆类等。

6. **注意食物的酸碱性及清淡饮食** 尿液偏酸性的急性肾小球肾炎，应提供成碱性食物使尿液接近中性，有利于治疗；但在少尿期，为预防高血钾的发生应限制含钾丰富的蔬菜和水果等碱性食物；饮食应以清淡为好，限制刺激性食物及香料。

二、慢性肾小球肾炎的营养治疗

慢性肾小球肾炎（chronic glomerulonephritis，CGN）简称慢性肾炎，是由多种原因引起的一组肾小球疾病，以免疫炎症为主，可原发或继发于其他疾病。本病可发生在不同年龄，以中青年为多，男女发病率之比为 2：1。细菌及病毒感染，特别是乙型肝炎病毒感染可引起慢性肾炎。慢性肾炎后期，患者多出现贫血，主要是由于肾实质受损，红细胞生成素生成减少及营养不良。贫血的严重程度与肾脏病变及肾脏功能减退程度成正比。

（一）病理特点及临床表现

慢性肾小球肾炎的病理改变可因病因、病变活动程度而有所不同，病变可呈局灶性或弥漫性，随发病时免疫病理机制的不同可表现为不同程度的系膜和（或）内皮细胞增生，毛细血管基膜增厚，基膜增厚伴系膜增生（基膜增生性）及局灶性硬化，进而肾组织萎缩，出现固缩肾等。

由于肾脏不能排泄尿素和肌酐，而致血尿素、肌酐水平升高，体液、钾、钠和磷潴留。肾脏正常活化红细胞生成素和维生素 D 的能力受损，由于肾缺血引起红细胞生成素减少，加上厌食、食欲缺乏造成铁、叶酸和蛋白质摄入不足，均会导致肾性贫血，故常发生贫血、低钙、骨质疏松和高磷血症。钠和水代谢异常，造成高血压和钾潴留，可引起心脏节律障碍。有机酸的潴留引起代谢性酸中毒。临床表现主要为蛋白尿、血尿、水肿、高血压和肾功能损害，大致可分为以下几个临床类型：

1. **普通型**　一般每 24 小时的尿蛋白为 1.5~3.5g，可有血尿、管型尿、高血压、肾功能损害等症状。

2. **肾病型**　除普通型临床表现以外，每 24 小时尿蛋白大于 3.5g，血浆蛋白低下，白蛋白可小于 3g，患者多有程度不等的水肿。

3. **高血压型**　除普通型临床表现以外，尚有持续性中度以上的高血压症状。

4. **隐匿型**　仅有轻度肾功能损害，预后较好。

（二）营养治疗原则

营养治疗的目的是根据不同疾病状态提供合理营养方案，增强机体抵抗力，预防感染，减少发作诱因，防止病情恶化。

1. **根据肾功能损害情况决定蛋白质摄入量**　①不能过度限制蛋白质摄入，以防造成营养不良。②在有限制的蛋白质入量范围内，要优先选择牛奶、鸡蛋、新鲜瘦肉、鱼等优质蛋白质进食。③肾功能正常的慢性肾炎患者应该摄入正常量蛋白质，以不超过每公斤体重1g/d 为宜。④当肾功能不全出现少尿、水肿、高血压等症状时，应适当限制蛋白质摄入量，每公斤体重 0.6g/d 左右，不超过 50g/d，同时配合麦淀粉饮食治疗。⑤有氮质血症的患者，其肾组织 2/3 以上已损坏，高蛋白饮食能造成肾小球高灌注及高滤过，这可能是高蛋白饮食促进肾小球硬化、加速肾功能损害的主要机制，控制蛋白质的摄入，是治疗上颇为重要的一环。

2. **碳水化合物和脂肪作为热能的主要来源**　①在低蛋白饮食加必需氨基酸治疗的同时，必须保证每日进食有足够的热量。②适当增加饮食中糖类（如麦淀粉、藕粉及食糖等）及植物油的比例，以保证摄入的蛋白质能被机体充分利用去合成自身蛋白质，纠正机体负氮平衡。③热能以每公斤体重 30~35kcal/d 计算，在 2 000~2 200kcal/d 为宜。

3. **适时调整入水量，供给足量维生素**　①排尿量正常情况下，可不限制水分，采用日常饮食即可。②当出现水肿和高血压时，入水量要严格限制，简单的计算方法是以前一天的尿量（mL）加 500mL，入水量不超过 1 000mL/d。③每日应供给足量的新鲜蔬菜和水果，如冬瓜、胡萝卜、鲜藕、西红柿、金针菜、蜜桃、梨、西瓜、橘子等，满足机体对各种维生素的需要。

4. **采用低钠饮食，利尿消肿**　①低钠饮食指摄入食盐 2~3g/d，以减轻机体水、钠潴留，有利降压及利尿。②患者有水肿、少尿（尿量少于 500mL/d）、高血压合并心力衰竭、肺水肿时，应严格忌盐。③对于食欲缺乏患者，可考虑用无钠盐或无盐酱油等作为食盐代用品来烹调饮食。

5. **以尿量和血钾水平调节钾盐的摄入**　①患者尿量在 1 000mL/d 以上时，不必限制钾盐的摄入。②尿量在 1 000mL/d 以下或有高血钾，应选用低钾饮食，将蔬菜切成小块，浸泡后用大量水同煮，弃水食用可降低新鲜蔬菜中钾含量。③常用食物中含钾在 100mg/100g 以下的有：猪血、猪肠、海参、蛋类、面筋、南瓜、藕粉、花菜、粉皮等。

6. **适量补充微量元素**　①慢性肾炎因促红细胞生成素减少，低白蛋白血症常伴难治性贫血，应食用含铁丰富的食物如油菜、木耳、红枣、桂圆、赤小豆等纠正贫血，同时及时补充铁剂、维生素 B_{12}、叶酸等。②慢性肾炎除了缺铁同时兼有缺锌状态，除口服锌制剂外，提倡营养补锌，从食物中摄入含锌高的食物，如牛肉、羊肉、蛋黄、动物胎盘、鱼类、大豆、黄豆、枸杞等，纠正患者的缺铁锌状况。

7. **少吃或不吃辛辣刺激性食物** 辛辣刺激性食物及海腥食物应少吃或不吃。

（三）营养配膳食谱

1. **慢性肾炎不同临床期饮食处理** ①无症状蛋白尿或血尿：一般饮食，略限盐。②无氮质血症，但尿蛋白丧失较多或有血浆蛋白低下，蛋白质按每公斤体重0.8~1.2g/d正常需要量供给，其中优质蛋白质占50%以上。③高血压型患者给予少盐或短期无盐饮食为宜，避免肾功能的恶化，同时应定期检查血钾、钠水平，以防止体内钠含量不足。④当肾功能明显减退时，适当控制蛋白质量，摄入总量<30g/d，选择动物性食物等优质蛋白质；不要过分限制钠盐的摄入，以避免血容量不足甚至出现氮质血症。

（周小戈）

第二节 肾功能衰竭

一、急性肾功能衰竭的营养治疗

急性肾功能衰竭（acute renal faiure，ARF）是指急骤发生的由各种病因引起的急性肾损害，使肾单位丧失调节功能，肾小球滤过率突然下降，大量的含氮物质堆积在血液内，不能维持体液电解质平衡和排泄代谢废物，导致少尿、高血压、代谢性酸中毒及急性尿毒症等综合征，统称为急性肾功能衰竭。临床有广义和狭义之分，狭义的急性肾功能衰竭是指急性肾小管坏死；广义的急性肾功能衰竭是由多种病因引起的一个临床综合征。

（一）病理特点及临床表现

急性肾功能衰竭的病因有很多，一般将其分为肾前性、肾性及肾后性三大类。肾前性的常见病因包括：血容量不足，心输出量减少；肾后性的病因是：各种原因所致的急性尿路梗阻，如输尿管结石、乳头坏死组织堵塞、尿道狭窄、膀胱颈梗阻、前列腺肿大等；肾性的病因与许多肾实质性疾病有关。

1. **病理特点** 在上述各种原因引起的急性肾脏损害，其病理特点表现为：肾中毒所致者，病变多为近端小管上皮细胞融合样坏死，而基膜完整；肾缺血所致者，肾小管细胞多呈灶性坏死，分散于肾小管各节段中，基膜常遭破坏。轻者仅有肾小管的轻微改变，重者可有肾小管的广泛变性和坏死。肉眼观察可见肾增大而质软，剖面髓质呈暗红色；皮质肿胀而苍白；显微镜检查有肾小管变薄、肿胀和坏死，管腔内有脱落的上皮、管型和炎症渗出物；肾间质可有不同程度的炎症细胞浸润和水肿；肾小球和肾小动脉一般无显著改变。

急性肾功能衰竭的发生过程与下列几种因素有关：①肾血管血流动力学变化，主要表现为入球小动脉收缩和毛细血管内皮细胞肿胀及出球小动脉舒张，导致肾小球滤过缺失。②肾小球通透性改变，肾小球血管痉挛及肾小球滤过膜表面积减少或滤过系数下降，致使肾小球滤过率下降。③肾小管阻塞，肾小管上皮细胞有坏死、脱落和肿胀，在管内沉积并可形成管型使原尿下流受阻，肾内压力增加，使肾小球滤过率降低。④肾小管液回漏，肾小管细胞坏死或渗透性增加，屏障作用消失和管周胶体渗透压的回吸收动力作用，肾小管腔内原尿向管周血管系统回流而致少尿。

2. 临床表现　以急性循环衰竭为主，急剧发生肾小球滤过率减少和肾小管功能降低，临床表现分为少尿期、多尿期及恢复期。

（1）少尿期：属病情危急阶段，持续时间3天到数周不等。此期间由于水、电解质、酸碱平衡紊乱，氮质代谢产物潴留可有以下症状：少尿或无尿，24小时尿量少于400mL者为少尿，少于50mL或100mL者称为无尿；低渗尿或等渗尿；氮质血症；高钾血症；低钠血症；低钙血症或高镁血症；代谢性酸中毒及尿毒症；少数病例尿量并不减少，称为非少尿型急性肾功能衰竭。

（2）多尿期：随着病情好转，进入多尿期，尿量超过1 500mL/d；血尿素氮及肌酐开始下降，水肿好转；其他代谢紊乱也逐渐恢复，多尿期尿量可增至2 000~3 000mL/d或更多；因水、钠、钾从尿中大量排出，则可发生脱水、低钾血症及低钠血症。多尿期持续数天至2周，尿量逐渐恢复正常。

（3）恢复期：尿量逐渐恢复正常，且肾功能衰竭临床表现逐渐好转；但肾小管浓缩功能恢复较慢，常需数月才完全复原；少数患者可留下永久性肾功能损害；少数患者可转变为慢性肾功能不全。

（二）营养治疗原则

大多数急性肾功能衰竭患者，特别是因休克、败血症、严重挤压伤引起的肾衰，都存在不同程度的蛋白质分解、体液和电解质紊乱，以及酸碱平衡失调。患者每天可丢失蛋白质150~200g，甚至更多；因不能正常地排泄代谢产物，以致发生高钾血症、代谢性酸中毒和尿毒症；处于分解代谢状态的肾功能衰竭患者，可因负氮平衡、体重减轻、免疫能力损害、低蛋白血症与水肿，或发生其他并发症，致死亡率增高。营养治疗原则是防止体内蛋白质分解，提供适宜热能和必需氨基酸，使内源性尿素氮由非必需氨基酸合成，这样既可以保证体内的蛋白质合成，也可使氮质血症有所减轻，患者存活率增加。

1. 少尿期饮食治疗原则　配合治疗原发病，促进肾功能恢复；维持体内酸碱平衡，水、电解质平衡和矿物质平衡，纠正或防止尿毒症；减少代谢废物如尿素、肌酐、肌酸等产生，以减轻肾脏负担。

（1）供给足够的能量：能量来源以糖类为主；日常饮食中以糖类为热量供给的主要来源，可以选择含蛋白质低的麦淀粉制作的食物，加少量米汤或稀粥，再配加水果、甜果汁、葡萄糖、蜂蜜等含糖食物，以提高蛋白质的利用率，减轻肾脏负担和防止氮滞留加重，改善负氮平衡。

（2）低蛋白饮食、适量的维生素与无机盐：蛋白质供给量为15~20g/d，必须挑选含必需氨基酸丰富的牛奶、鸡蛋、肉类、鸡、虾等优质蛋白质；在计算好入液量与了解血钾高低后，可适当进食各种新鲜水果或菜汁，以补充B族维生素、维生素C与无机盐。

（3）严格控制水盐平衡：在少尿期应计算和记录每天的入水量，严格限制各种水分的摄入，根据尿量而定，一般限制在500mL/d，防止体液过多而引起急性肺水肿和稀释性低钠血症，每天补充液体量为基础需水量（即不显性失水——内生水）加上显性失水；根据不同水肿程度、排尿情况及血钠测定，分别采用少盐、无盐或少钠饮食，低钠饮食；酌量减少饮食中钾的供给量，除避免食用含钾量高的食物外，可以冷冻，加水浸泡或弃去汤汁以减少钾的含量。

2. 多尿期饮食治疗原则　患者多尿常可因补液不足而失水；补盐不足而致低钾、低钠；或因补液过多而使多尿期延长，因此饮食治疗应以纠正水、电解质平衡失调为主。

（1）高热量：早期的饮食治疗基本原则与少尿期相同，热能要充足，总热量在1 200~1 800kcal/d，产热营养素比例为碳水化合物80%，蛋白质10%，脂肪10%；主食最好以麦淀粉代替。

（2）低蛋白饮食：多尿初期肾小管选择性重吸收功能尚未恢复，尿排钾多、尿素少，蛋白质仍按20g/d供给；氮质血症好转后，蛋白质可提高至45g/d，动物性优质蛋白质应>50%。

(3) 适宜补充水盐及电解质：多尿初期水摄入量可增加至 1 200mL/d，最好按前一天尿量计算输液量；当尿量恢复正常后，补液量可达 1 500~2 000mL/d，但补液总量应少于尿量；多尿期钾丢失增多，除多吃含钾丰富的水果、果汁、蔬菜外，应根据血钾水平而调整，一般当尿量在 1 500~3 000mL/d 时，氯化钾一日三次每次 1g，当尿量 >3 000mL/d 时，钾的补充还可适当增加；多尿期应增加食盐补充尿中丢失，按每排 1 000mL 尿，补氯化钠 2g，或碳酸氢钠 2g。

3. 恢复期饮食治疗原则　恢复期排尿渐趋于正常，临床症状有所缓解，病情稳定后，可恢复正常饮食。

(1) 总热量可按 2 200~2 800kcal/d 供给。

(2) 蛋白质的供给量可随血液非蛋白氮下降而逐渐提高，开始按 0.5~1.0g/kg 计算；逐步恢复时则可按 1.0g/kg 或更多计算。

(3) 同时注意给予富含维生素 A、B 族维生素和维生素 C 的食物。

（三）营养配膳食谱

1. 膳食中营养成分建议　膳食控制根据病情轻重而有所不同，膳食中营养成分建议见表 13-1。

表 13-1　一日食物数量和营养价值

食物	数量（g）	蛋白质（g）	脂肪（g）	糖类（g）	能量（kcal）
大米	50	3.4	0.7	28.4	173
面粉	100	9.4	1.4	75.0	350
挂面	100	9.6	1.7	70.0	334
牛奶	200	6.6	8.0	10.0	138
鸡蛋	50	7.4	5.8	0.8	85
瘦猪肉	25	4.2	7.2	0.3	83
番茄	150	1.2	0.5	3.3	23
橘子汁	200	-	-	20.0	80
紫菜	2	0.5	-	1.0	6
苹果	100	0.4	0.5	13.0	58
糖	10	-	-	10.0	40
油	10	-	10.0	-	90
总计		43	36	232	1 460

2. 食谱举例

(1) 少尿期（适用于短期）：蔗糖 50g，葡萄糖 50g，溶于 800mL 开水中，加少量酸梅精或鲜柠檬汁调味；全日 8 次进食，自早 8 点至晚 10 点，每 2 小时进食 100mL；可供能量 400kcal/d（1.67MJ），入液量 800mL/d。

(2) 少尿缓解期（低蛋白、低钠、低钾膳食）：如患者已排尿 400~500mL/d，除继续服上述配方外，再加三次主餐，举例如下。

早餐：牛奶 150mL，甜面包 25g。

午餐：面片 50g，西红柿 50g，鸡蛋 1 个。

晚餐：麦片粥 25g，牛奶 150mL。

能量 800kcal/d（3.35MJ/d），蛋白质 28g/d 左右，入液量 1 200mL/d；应再口服或静脉输入必需氨基酸 10~13g，使蛋白摄入量达 40g/d。

（3）急性肾衰并发尿毒症（低钠、低蛋白饮食）：表 13-2 所列食谱为高碳水化合物、低蛋白、低脂肪、高维生素 C、高钾低钠饮食，饮食组成以蔬菜水果为主，故不能长期使用。

表 13-2 低钠低蛋白饮食食谱举例

食物	数量（g）	食物	数量（g）
牛奶	200（mL）	苹果	100
麦淀粉	250	鸭梨	100
大米	25	糖	25
瘦猪肉	25	番茄	200
鸡蛋	35	干粉丝	20
冬瓜	200	豆油	50
西葫芦	200	酱油	4（mL）

上述食谱可获得：

总热能	1 951.2kcal（8.15MJ）	氮：热	1：482.8
P/S 比值	2.28		
碳水化合物	319.4g（65.4%）	蛋白质	25.2g（5.1%）
脂肪	63.6g（29.3%）	动物蛋白质	15.6g（61.6%）
维生素 C	50.9mg	胆固醇	254.9mg
钠	401.7mg	钾	1 252.4mg
磷	450.5mg	钙	390.9mg
铁	18.7mg	锰	1.3mg
锌	4.15mg	铜	1.0mg

注：P/S 为不饱和脂肪酸与饱和脂肪酸的比值。

二、慢性肾功能衰竭的营养治疗

慢性肾功能衰竭（chronic renal faiure，CRF），简称慢性肾衰。是指各种慢性肾脏疾病晚期，肾实质已严重毁损，肾功能恶化，引起肾脏排泄、分泌及调节机能的减退，水与电解质的紊乱和在普通饮食下出现氮质血症等所表现的一种临床症候群，发病率约占人群的 5% 左右。

（一）病理特点及临床表现

各型原发性肾小球肾炎、慢性肾脏感染性疾病、慢性尿路梗阻、先天性肾脏疾病及继发于全身性疾病等病因所致严重肾功能不全时，由于肾单位的严重破坏，当肾小球滤过率下降到 <15% 以下时，体内出现严重的内环境紊乱和代谢废物的滞留，引起代谢紊乱；肾功能急剧恶化，出现尿毒症，累及全身各个脏器和组织。

1. 病理特点

（1）肾单位毁损：当肾脏病变时，大部分肾单位毁损，残存的肾单位则需加倍工作，以补偿被毁坏了的肾单位功能；当健存肾单位为了代偿被毁坏了肾单位功能时，不得不增高肾小球血液灌注及滤过率，如长期过度负荷，便可导致肾小球硬化，健存的肾单位越来越少，即使加倍工作亦无法代偿时，就出现肾功能衰竭的症状。

（2）水、电解质代谢紊乱：当肾功能衰竭时，机体水、电解质代谢异常，并呈恶性循环。由于肾脏浓缩和稀释功能的严重障碍而又摄入过多的钠和水可造成钠和水的滞留，引起水肿，高血压甚至充血性心力衰竭，又由于过分限制食盐的摄入、肾小管回收钠的功能减退、容易腹泻而丢失含钠碱性肠液及应用利尿剂而致钠丢失，可加重尿毒症，导致低钠血症或钠潴留；因肾小管不能充分排钾以及摄入过多含钾药物或食物（摄入量＞70～90mmol）时，或代谢性酸中毒、溶血、感染、脱水等都可引起钾代谢的紊乱；肾小球滤过率降低到40～50mL/min时，钙、磷、镁代谢紊乱。

（3）蛋白质、脂肪及碳水化合物代谢异常：尿素是蛋白质分解代谢的主要产物，当肾小球滤过率下降到正常值的25%以下时，血中尿素氮即开始升高，如摄食高蛋白质饮食，血浆尿素氮浓度明显上升，经肾小球排出尿素减少而小部分需经肾外途径排出；慢性肾功能衰竭时特有的蛋白质代谢改变表现为，尿毒症患者血中必需氨基酸如缬氨酸、色氨酸、异亮氨酸、组氨酸等降低而苯丙氨酸升高，且非必需氨基酸中的酪氨酸降低；当患者食欲低下，蛋白质及热量摄入不足就会出现负氮平衡及低蛋白血症；尿毒症患者可能由于高胰岛素血症而促进肝脏对三酰甘油的合成增加，同时组织清除脂蛋白脂酶的活力降低而易发生高脂蛋白血症；约有70%～75%的尿毒症患者有葡萄糖耐量降低，其血糖耐量曲线与轻型糖尿病患者相似，但空腹血糖正常。

（4）代谢性酸中毒：由于肾小球滤过率的下降，使代谢产物包括硫酸盐、磷酸盐等酸性物质在体内滞留，而肾小管合成氨与排泌氢离子的功能显著减退，肾小管回收重碳酸盐的能力降低因此常有轻重不等的代谢性酸中毒；若有腹泻使碱性肠液丢失，则可使酸中毒症状更为严重。

2. 临床表现　按肾功能异常的程度划分。肾功能不全程度可根据肾小球滤过率（GFR）、血尿素氮（blood urea nitrogen，BUN）及血肌酐清除（Cr）水平分为三期。

（1）肾功能不全代偿期：GFR在50～70mL/min，BUN在7.14～8.93μmol/L，Cr在132～177μmol/L；仅有原有肾脏病的临床表现；但在进食高蛋白饮食时，由于蛋白质分解代谢亢进，血尿素氮可有一过性升高。

（2）肾功能失代偿期或氮质血症期：GFR在25～50mL/min，BUN在8.93～21.42mmol/L，Cr在177～442μmol/L；轻度乏力，伴有食欲减退、轻度乏力、不同程度贫血、夜尿，尿比重降低。

（3）尿毒症期：GFR＜25mL/min，BUN＞21.42mmol/L，Cr＞442μmol/L；已有明显尿毒症临床症状，如GFR＜10mL/min，为尿毒症晚期；GFR＜5mL/min，则为尿毒症终末期。

尿毒症的症状相当复杂，累及全身各个脏器和组织：可出现厌食、恶心、呕吐、腹泻、溃疡出血和顽固性呃逆等胃肠道症状；神经肌肉失调、肌肉颤动或抽搐、嗜睡，最后发展到昏迷甚至死亡等精神神经系统表现；常有肾性高血压、全身小动脉硬化、心功能不全、心力衰竭，并可有纤维素性心包炎或心包积液等心血管系统损害；造血系统可表现为严重贫血；呼吸系统症状有易患支气管炎、肺炎、胸膜炎，严重代谢性酸中毒时可出现库司玛大呼吸；还可引起尿毒症性皮炎和皮肤瘙痒；水、电解质、酸碱平衡失调导致低钠血症和钠潴留、低钙血症和高磷血症，尿毒症患者都有轻重不等的代谢性酸中毒；骨骼系统可出现肾性骨病；免疫系统机能低下，易继发感染等等。

（二）营养治疗原则

慢性肾衰时，由于肾脏排出代谢产物的能力降低，体内主要的毒素，如尿素、肌酐、胍类、胺类、酚类、吲哚类、芳香酸、尿酸、脂肪酸、细胞代谢产物及某些中分子物质等的蓄积可造成对身体的损害尤其是对残余肾单位的损害。而主要的含氮代谢废物基本上是由蛋白质分解产生的，因此肾衰患者的饮食控制至关重要，应遵循优质低蛋白、低盐、充足热量、适量维生素和微量元素的原则。

1. 营养治疗目的

（1）控制临床症状。

（2）维持水、电解质平衡，减轻氮质血症及酸中毒等并发症。

（3）降低机体分解代谢，减缓病情发展，延缓生命。

2. 饮食治疗原则

（1）调整蛋白质摄入量：慢性肾衰患者采用低蛋白饮食后，肾功能下降显著变慢；但是过分限制，又可引起营养不良，导致机体抵抗力减弱和低蛋白血症。应根据肾衰的不同阶段加以调整：在肾功能不全代偿期容许每千克体重摄入蛋白质 1.0g/d；氮质血症期每千克体重摄入蛋白质 0.6～0.8g/d；尿毒症前期与尿毒症期，每千克体重摄入蛋白质 0.3～0.4g/d；宜选用优质蛋白，如鸡蛋、牛奶、瘦肉、鲜鱼等。尿毒症患者，严格限制蛋白质的摄入，只能少量的吃一点豆腐和喝一点奶。

（2）能量摄入应充足：在优质低蛋白饮食治疗的同时应保证供给充足的热量，以减少体内蛋白质的消耗和组织蛋白分解代谢，提高蛋白质利用率；一般成人需热量 2 000～3 000kcal/d（8.4～12.6MJ/d），能量与氮之比约为 250∶1～300∶1（正常膳食为 100∶1～150∶1），热量来源主要是淀粉和脂肪，在脂肪供给上要注意不饱和脂肪酸与饱和脂肪酸的比值［P/S，(1～1.5)∶1 为佳］，宜用植物油；碳水化合物与脂肪之比以 3∶1 为宜。

（3）适量补充无机盐和维生素：患者常有电解质紊乱与某些维生素不足，故应在营养治疗中适量补充维生素 D、维生素 C 和 B 族维生素；尿毒症患者常伴有微量元素铁、锌等的不足和低钙、高磷，要摄入铁、锌、钙含量高的食物和维生素 C。

（4）适时调节钠、钾盐的摄入：在慢性肾功能衰竭患者，若摄入过少易出现低钠及脱水，故不宜过度限制，钠的摄入量以不出现水肿为主；若无水肿和严重高血压，不必严格限制食盐，一般患者钠盐摄入量为 2～3g/d；若有高血压、心衰、肺水肿，严重全身性水肿，含钠量应限制；当血清钠低于 130mmol/L 时，应增加食盐摄入量。在尿量过少或无尿时，应注意避免食用含钾量高的食物如橘子、香蕉、柠檬、土豆、蘑菇、干果等；亦可由于摄入量不足和利尿剂的应用出现低钾血症，此时又应补充钾盐。

（5）注意给予高钙低磷饮食：高磷血症可使肾功能恶化，并使血清钙降低，低蛋白饮食可降低磷的摄入量，少吃含磷高的食物如各种乳制品、动物内脏、杏仁、牛肉等；若血钙水平过低引起症状时，可给予高钙饮食如鸡蛋、牛奶、虾皮、海带等；当患者出现血钙过低而引起症状时，可口服葡萄糖酸钙、乳酸钙、碳酸钙以提高血钙水平。

（6）尿毒症饮食治疗：在营养治疗中，单采用高生物价低蛋白饮食已不能保持适当的尿素氮水平，必需再降低蛋白质的摄入量，但要保证必需氨基酸的量与比例；这时需加上必需氨基酸饮食疗法或 α-酮酸（α-ketoacid，α-KA）疗法，与临床治疗相适应，才能取得显著疗效。α-KA 治疗原理主要是通过改善蛋白质代谢，减少氮代谢产物，减轻残余肾单位过度滤过，降低血磷、甲状旁腺激素水平等作用，达到缓解症状，减缓病程进度，保护和改善肾功能的目的。

（周小戈）

参考文献

[1] 于健春. 临床营养学 [M]. 北京：人民卫生出版社, 2021.

[2] 姜涛, 马丽芳. 老年胃肠道疾病临床营养支持评估与治疗 [M]. 北京：人民卫生出版社, 2021.

[3] 于健春. 临床肠外肠内营养治疗指南与共识 [M]. 北京：中华医学电子音像出版社, 2018.

[4] 杜光, 胡俊波. 临床营养支持与治疗学 [M]. 科学出版社, 2018.

[5] 于康. 中国肿瘤患者膳食营养建议 [M]. 北京：人民卫生出版社, 2022.

[6] 姜忠丽, 赵秀红. 食品营养与安全卫生学 [M]. 北京：化学工业出版社, 2024.

[7] 伊藤孝仁. 临床营养管理实用手册 [M]. 孙昌义, 沈红艺译. 上海：上海科学技术出版社, 2023.

[8] 周芸, 樊辉. 临床营养指导手册 [M]. 2版. 北京：人民卫生出版社, 2019.

[9] 张爱珍. 医学营养学 [M]. 4版. 北京：人民卫生出版社, 2021.

[10] 周俭. 中医营养学 [M]. 2版. 北京：中国中医药出本社, 2023.

[11] 闫俊江. 营养学基础与常见疾病的营养治疗研究 [M]. 汕头：汕头大学出版社, 2022.

[12] 中国营养学会. 中国居民膳食指南 [M]. 北京：人民卫生出版社, 2022.

[13] 中国抗癌协会肿瘤营养专业委员会. 中国肿瘤营养治疗指南 [M]. 北京：人民卫生出版社, 2020.

[14] 李亮, 谢肖俊. 腹部外科疾病代谢与营养支持治疗 [M]. 广州：广东科技出版社, 2022.

[15] 周芸. 临床营养学 [M]. 5版. 北京：人民卫生出版社, 2022.

[16] 杨月欣, 葛可佑. 中国营养科学全书 [M]. 2版. 北京：人民卫生出版社, 2019.

[17] 吕迁洲. 实用临床药物治疗学·营养支持 [M]. 北京：人民卫生出版社, 2020.

[18] 石汉平, 凌文华, 李增宁. 临床营养学 [M]. 北京：人民卫生出版社, 2022.

[19] 于康. 临床营养支持治疗 [M]. 3版. 北京：中国协和医科大学出版社. 2021.

[20] 刘定梅. 营养学基础 [M]. 4版. 北京：科学出版社, 2022.